U0235492

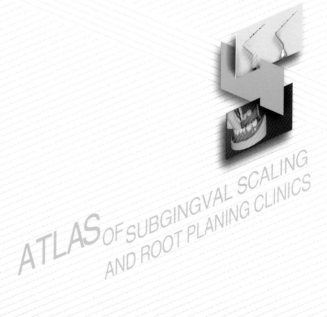

ATLAS OF SUBGINGVAL SCALING
AND ROOT PLANING CLINICS

口腔临床操作技术丛书

牙周龈下刮治和根面平整操作技术图解

ATLAS OF SUBGINGVAL SCALING AND ROOT PLANING CLINICS

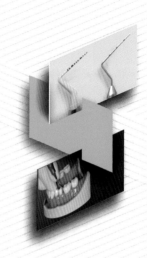

主　编　潘亚萍

副主编　林　莉　唐晓琳　寇育荣

编　者　（以姓氏笔画为序）

李　琛（中国医科大学附属口腔医院）

张冬梅（中国医科大学附属口腔医院）

苗　磊（中国医科大学附属口腔医院）

林　莉（中国医科大学附属口腔医院）

赵溪达（中国医科大学附属口腔医院）

唐晓琳（中国医科大学附属口腔医院）

寇育荣（中国医科大学附属口腔医院）

潘亚萍（中国医科大学附属口腔医院）

人民卫生出版社

图书在版编目（CIP）数据

牙周龈下刮治和根面平整操作技术图解 / 潘亚萍主编 . —北京：人民卫生出版社，2018

（口腔临床操作技术丛书）

ISBN 978-7-117-26354-2

Ⅰ. ①牙… Ⅱ. ①潘… Ⅲ. ①牙周病 – 口腔外科手术 – 图解 Ⅳ. ①R781.4-64

中国版本图书馆 CIP 数据核字（2018）第 071948 号

| 人卫智网 | www.ipmph.com | 医学教育、学术、考试、健康，购书智慧智能综合服务平台 |
| 人卫官网 | www.pmph.com | 人卫官方资讯发布平台 |

版权所有，侵权必究！

牙周龈下刮治和根面平整操作技术图解

（口腔临床操作技术丛书）

主　　编：潘亚萍
出版发行：人民卫生出版社（中继线 010-59780011）
地　　址：北京市朝阳区潘家园南里 19 号
邮　　编：100021
E - mail：pmph @ pmph.com
购书热线：010-59787592　010-59787584　010-65264830
印　　刷：北京铭成印刷有限公司
经　　销：新华书店
开　　本：787 × 1092　1/16　印张：10
字　　数：237 千字
版　　次：2018 年 5 月第 1 版　2024 年 9 月第 1 版第 6 次印刷
标准书号：ISBN 978-7-117-26354-2/R · 26355
定　　价：98.00 元

打击盗版举报电话：010-59787491　E-mail: WQ @ pmph.com
（凡属印装质量问题请与本社市场营销中心联系退换）

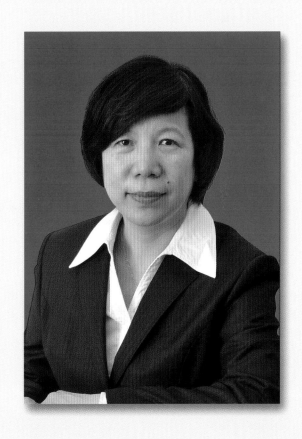

潘亚萍

医学博士,主任医师,教授,
博士研究生导师

现任中国医科大学口腔医学院牙周病学教研室主任,口腔生物学教研室主任。中华口腔医学会牙周病专业委员会副主任委员,辽宁省口腔医学会副会长,辽宁省牙周病专业委员会主任委员。国际牙医学院士,国务院政府特殊津贴获得者。国家临床重点专科学科带头人;主持国家自然科学基金、国家科技部攻关合作课题等21项。发表中英文科研文章200余篇;主编和参编著作9部,获7项部、省级科技进步奖。担任《中华口腔医学杂志》《华西口腔医学杂志》《国际口腔医学杂志》《中国微生态学杂志》等杂志编委。

主要研究方向:牙周病与全身疾病相互关系及治疗时机选择,牙周显微微创治疗及技术推广,重症牙周炎种植技术,口腔分子微生物学研究。1999年和2006年两次赴美,在美国阿拉巴马大学、明尼苏达大学和纽约州立大学牙学院作为客座副教授和合作研究员进行了口腔微生物和牙周病学研究。

前言

牙周疾病是人类最常见的疾病之一,其治疗越来越受到口腔学界和医学界的广泛重视和关注。牙周疾病与全身健康关系密切,牙周健康已成为全身健康的重要组成部分。国内外大量的研究证明,牙周基础治疗是牙周疾病治疗的基础,是牙周序列治疗的第一阶段,也是牙周疾病治疗的关键。为此,我们编写了这本操作技术图解,希望通过简明直观、图文并茂的编写方式,使初学者能够学会规范的牙周基础治疗。中国医科大学附属口腔医院牙周科为国家临床重点专科,希望通过这本书能把我们的临床经验和心得分享给在临床一线工作的医师们。

本书通过大量的临床图片和简明的文字说明,形象直观地介绍了牙周基础治疗与临床操作技术。详尽介绍了牙周检查方法和治疗方案的制订,通过图表及流程图等一步步对龈下刮治术和根面平整术的技术要点和操作规范进行讲解,同时对新的牙周内镜技术及龈下喷砂技术做了介绍。作为临床操作指导手册,本书还对龈下刮治术的辅助药物治疗、刮治术后可能出现的并发症及处理、器械磨砺和院感控制做了详尽的图文讲解。本书也适合作为初学者和学生继续教育的参考书。

本书需要完善的地方很多,鉴于作者水平和经验有限,在文中难免有不尽完善之处和遗漏,望广大读者谅解,恳请专家和同道指正。

在本书出版之际，首先要感谢团队中的其他老师林莉、唐晓琳、寇育荣、张冬梅、李琛教授，尤其是赵溪达、苗磊医师在临床病例摄影、图片整理中的辛苦付出，最后真诚的祝愿每位读者通过阅读此书，对临床工作有一定的帮助。

中国医科大学附属口腔医院

潘亚萍

2017 年 11 月 30 日于沈阳

关注人卫口腔公众号
新书速递　图书推荐

目录

视频目录

扫描二维码免费观看视频:
1. 用手机微信扫描封底红标上的二维码,获取图书"使用说明"。
2. 揭开红标,扫描绿标激活码,注册 / 登录人卫账号获取视频、动画等数字资源。
3. 扫描书内二维码或封底绿标激活码随时查看视频、动画等数字资源。

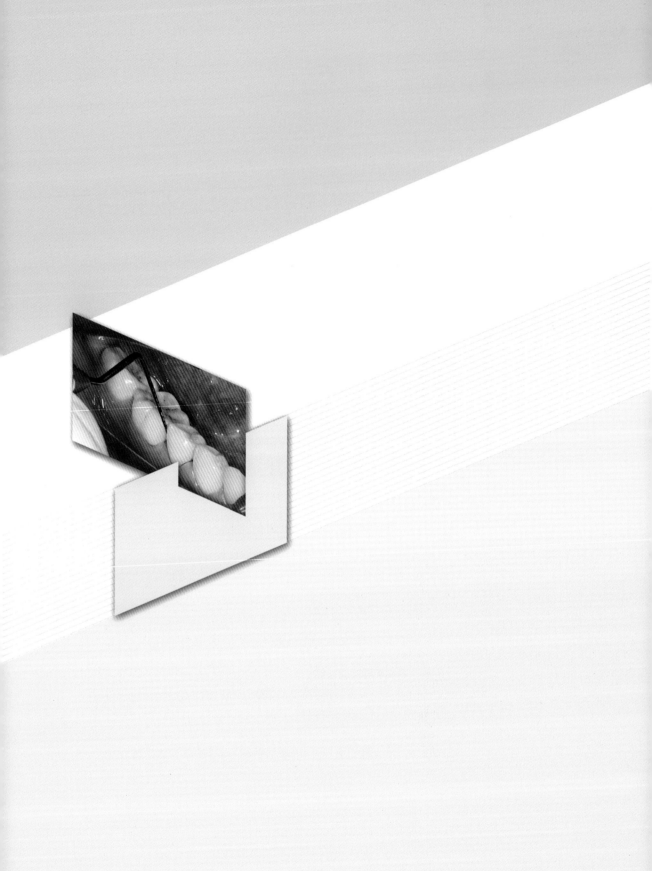

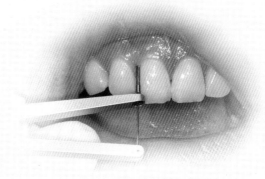

第一章

牙周组织的应用解剖

提要:本章主要介绍牙周组织的组成、功能、正常牙周组织与炎症牙周组织的区别等内容。其内容有助于了解牙周组织的结构,区分正常及病变的牙周组织,诊断牙周疾病,为牙周非手术治疗及手术治疗打下基础。

　　牙周组织由牙龈、牙周膜、牙骨质和牙槽骨构成。牙龈借结合上皮与牙齿相接,良好地封闭了软硬组织的交界处。牙龈纤维支持和束紧牙龈,连接牙骨质和牙槽骨。健康牙周组织中,结合上皮位于釉牙骨质界处。牙周膜连接牙骨质和牙槽骨,将牙悬吊在牙槽窝中,牙槽骨包围、支持牙根。牙龈炎时,炎症仅波及上皮浅层,结合上皮位置保持不变。牙周炎时,炎症扩展到深部牙周组织(包括上皮组织、结缔组织和骨组织),结合上皮向根方移位,牙龈纤维破坏,松软脆弱,牙周膜破坏,牙槽骨吸收,牙周组织支撑、包绕牙根能力减弱,最终导致牙齿松动脱落(图 1-0-1)。

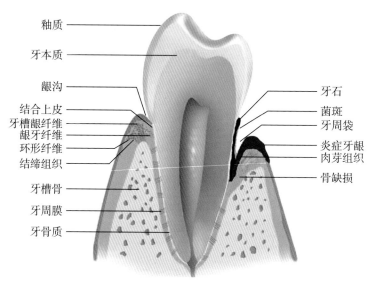

图 1-0-1　正常牙周组织和炎症牙周组织

重点内容:区分正常牙周组织和炎症牙周组织。

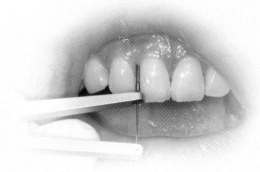

第二章

牙周检查和治疗方案的制订

提要:牙周检查包括一系列常规检查和辅助检查,通过牙周检查可以明确牙周病的范围、严重程度和牙周病类型,发现引起或促进牙周病发生发展的病原因素,科学地评价预后和制订缜密而系统的治疗方案。本章将从牙周检查的常用器械、牙周检查的主要内容、牙周检查表的记录以及牙周病治疗方案的制订等几个方面进行阐述。

第一节　牙周检查的常用器械

　　牙周常规检查器械包括口镜、尖探针、口腔科镊子和牙周探针(图 2-1-1),另外还包括咬合纸、蜡片、殆力计、牙动度仪、口腔科 X 线机和口腔科 CT 等材料和设备。

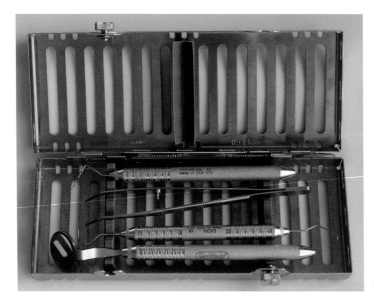

图 2-1-1　牙周检查器械盒
口镜、尖探针、口腔科镊子、牙周探针

一、牙周探针

　　牙周探针(periodontal probe)是最重要的牙周检查工具,包括普通牙周刻度探针和电子牙周探针两大类。牙周探针的主要用途是进行牙周探诊(periodontal probing),探测所有牙齿牙周袋的深度、范围和附着水平,同时检测牙龈的质地、有无探诊出血以及探查根分叉病变。

　　1. 普通牙周刻度探针

　　(1) 直牙周探针:直牙周探针种类很多,其共性为探针表面都带有刻度,工作端为圆柱形,末端逐渐变细以利插入,末端为钝头,直径为 0.5mm。根据检查目的不同,各种探针的设计有所区别(图 2-1-2),最大的区别在于刻度间距的不同。另外,材质为树脂的探针颜色鲜亮,与口腔内环境反差强烈,便于读数;树脂探针更为重要的优点是质软无损伤,因此适用于种植体周围组织的探查。

　　(2) 根分叉探针:根分叉病变(furcation involvement)使用专门设计的弯探针(Nabers 探针),以探查多根牙的根分叉区。Naber 探针的末端为钝头,探针上有刻度,以颜色相间标记,每段刻度为 3mm,共四段(图 2-1-3)。

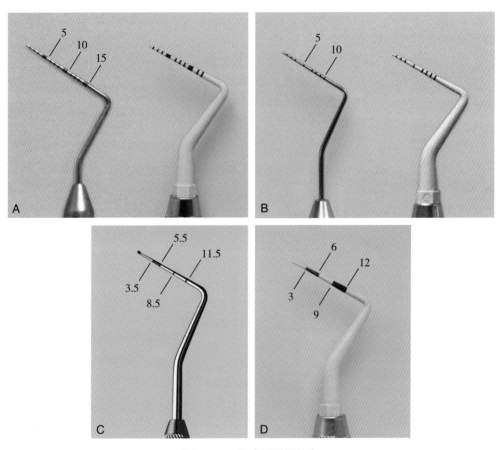

图 2-1-2　各式牙周探针头

A. UNC-15 探针：临床上常用的牙周探针，每 1mm 均有刻度标记，每 5mm 的刻度加粗，最大刻度为 15mm　B. Williams 探针：刻度标记分别为 1、2、3、5、7、8、9、10mm　C. WHO（CPITN）探针：尖端呈 0.5mm 直径的球状，刻度标记分别为 3.5、5.5、8.5、11.5mm　D. CP12 探针（Marguis 探针）：刻度标记分别为 3、6、9、12mm

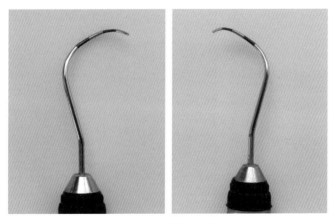

图 2-1-3　根分叉探针

探针刻度标记分别为 3、6、9、12mm

2. 电子牙周探针　是与计算机相连接的压力敏感电子牙周探针,以 Florida 牙周探针最为普及(图 2-1-4)。电子探针优点如下:

(1) 探诊压力恒定,避免了探诊力度过大,对牙周组织损伤小。

(2) 测量结果精确到 0.2mm,效率高,信息全面、完整。

(3) 可单人独立完成检查和结果录入,自动显示和储存结果(图 2-1-5A)。

(4) 辅助诊断和预后评估(图 2-1-5B)。

但是使用电子探针进行牙周探诊时,检查者的触觉灵敏性有所下降,容易误将龈下牙石当作牙周袋底,造成探诊深度的结果比实际情况要浅。不像使用普通牙周刻度探针的时候,检查者可以凭借经验绕过龈下牙石抵达牙周袋底。因此,电子探针使用前的培训和校准非常重要。

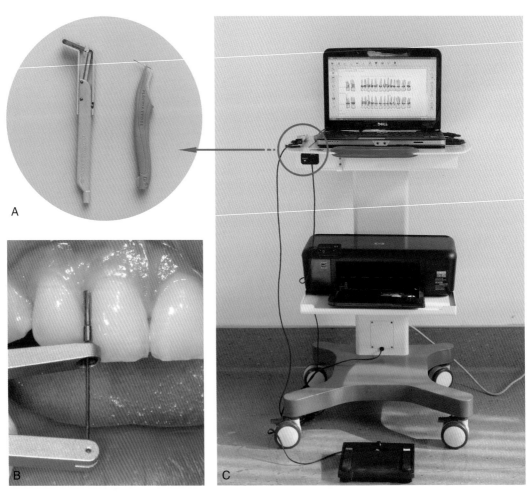

图 2-1-4　Florida 牙周探针系统

A. Florida 探针工作头(左:可高温高压消毒型工作头;右:一次性工作头)　B. 临床操作　C. 计算机、工作头、连接器、打印机、脚踏板

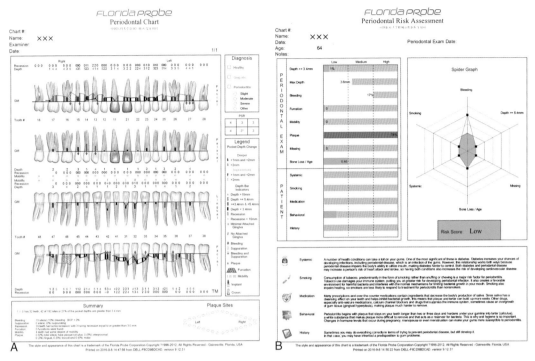

图 2-1-5 Florida 牙周探针系统检测结果

A. 牙周检查表 B. 预后风险评估

二、尖 探 针

1. 普通尖探针（explorer） 主要用来完成对牙体硬组织的探诊。邻面龋引起的食物嵌塞（图 2-1-6）、充填物及修复体悬突等是引起牙周病重要的局部促进因素,应当用尖探针仔细检查,以防遗漏。另外,尖探针还可以用来检查牙面菌斑的范围、厚度。

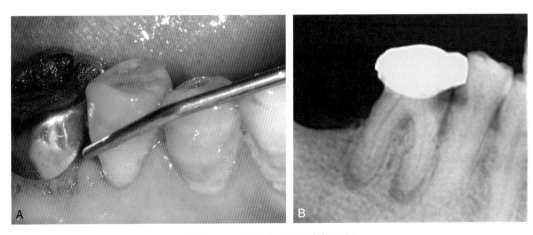

图 2-1-6 45 远中、46 近中邻面龋

A.尖探针探查45远中邻面龋及46近中不良修复体悬突 B.X线片示45远中、46近中牙颈部低密度影像,46 修复体悬突

2. 牙石探针　牙石探针比普通尖探针更加纤细、精致，其工作端形状类似于 Gracey 刮治器(图 2-1-7)，目的是使医师能够更加敏感地感知龈下牙石的大小、范围以及根面粗糙程度，尤其在龈下刮治术过程中不断以牙石探针检查刮治的效果，能够使治疗更加精准、彻底。

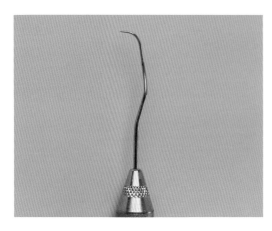

图 2-1-7　牙石探针

三、口　镜

口镜是辅助完成视诊的工具(图 2-1-8)，其主要用途是：

(1) 牵拉口角。

(2) 反射观察牙龈的颜色、形态，菌斑和牙石的范围、厚度，另外可观察到口腔内其他可能存在的牙周病促进因素，如食物嵌塞、不良修修复体、牙列拥挤、咬合关系异常等。

(3) 增加照明。

四、口腔科镊子

口腔科镊子主要用于检测牙齿的松动度，进而推测牙周支持组织的破坏程度。

五、牙　线

牙线可用来检查相邻牙的接触关系、有无邻面龋以及有无殆干扰(图 2-1-9)。

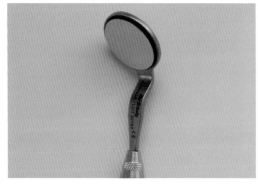

图 2-1-8　口镜

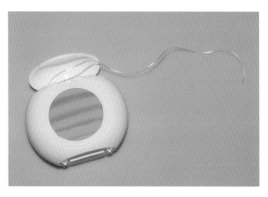

图 2-1-9　牙线

六、咬　合　纸

咬合纸可用来进行𬌗关系的检查（图 2-1-10）。

七、蜡　　片

蜡片可用来进行𬌗关系的检查（图 2-1-11）。

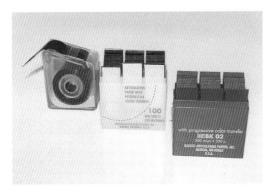

图 2-1-10　各种规格的咬合纸

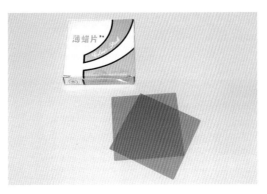

图 2-1-11　蜡片

八、口　臭　仪

牙周病是口臭（halitosis）的重要病因之一，引起口臭的气体主要是挥发性硫化物。目前临床上检测口臭的方法主要有两种，即鼻嗅法和仪器检测法。其中口臭仪的检测结果更为客观准确（图 2-1-12），也避免了嗅诊的主观性以及给医师带来的不适感。

九、牙　动　度　仪

牙齿的松动度情况是反映牙周状况的重要指征，常规通过手持口腔科镊子轻轻做颊（唇）舌（腭）向、近远中向及垂直方向的摇动，根据检查者的感觉和目测来判断牙齿的松动度，但主观性强，过于粗略，重复性差，难以精确反映牙周情况的细微变化。牙动度仪

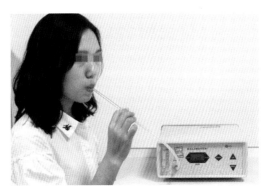

图 2-1-12　Halimeter 口臭仪

（mobilometer）能够精确客观地测量牙齿松动度，是测定牙齿或种植体稳定性、评估牙周状态的有效手段，其客观性强，重复性好，有助于牙周临床的纵向研究。

十、骀 力 计

骀创伤是牙周病重要的局部促进因素之一，因此骀力的检测在牙周检查中十分重要。骀力计是测量骀力的仪器，骀力通过受试者紧咬传感器输入到分析系统中（图 2-1-13）。目前最为先进的骀力测量和分析系统是 T-SCAN 系统，是专门用来记录和分析骀力及其与时间两者对应关系的工具，能够为医师快速提供准确的诊断信息，帮助医师设计出适合的诊疗方案。

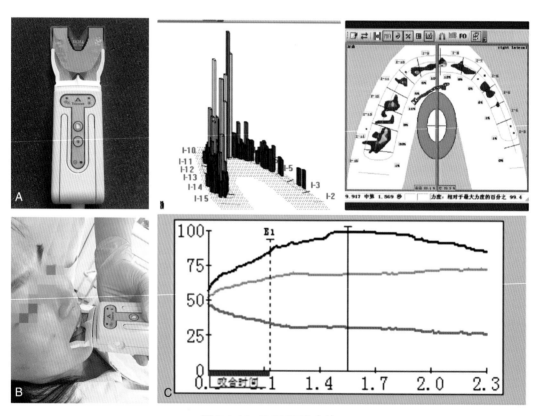

图 2-1-13　T-SCAN 骀力计
A. T-SCAN 骀力计的传感器及手柄　B. 临床骀力测试　C. T-SCAN 系统骀力测试结果分析

十一、常用的影像仪器

X 线影像是牙周炎诊断的重要辅助手段,通过 X 线影像可以观察到牙周硬组织破坏的类型、程度,发现与牙周病变相关的局部促进因素(如邻面龋、充填物悬突、不良修复体等)。

1. 口腔全景机 用来拍摄全口牙位曲面体层片(俗称全景片)(详见第二节"四、影像学检查")(图 2-1-14)。

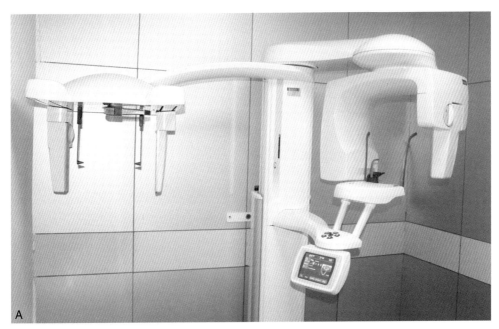

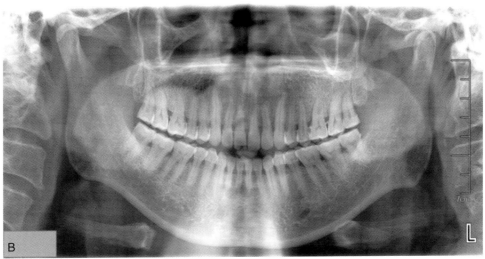

图 2-1-14 口腔全景机及全口牙位曲面体层片

2. 口腔科 X 线机　用来拍摄根尖片、殆翼片等(详见第二节"四、影像学检查")(图 2-1-15)。

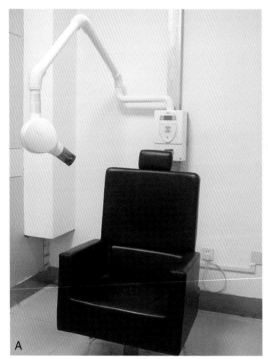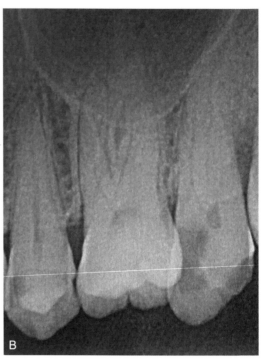

图 2-1-15　口腔科 X 线机及根尖片

3. 口腔 CBCT　口腔全景机和口腔科 X 线机只能拍摄组织的二维影像,故存在组织结构重叠、影像扭曲变形等缺点。口腔 CBCT(锥形束 CT)可以从三维角度反映颌面部组织情况,可以发现口腔 X 线片的投照角度不能发现的、或者更细微的病变;它的三维重建效果能够对骨组织情况、颞下颌关节情况进行准确评价,协助医师进行临床诊断、手术方案设计以及术后科学评价(图 2-1-16,图 2-1-17)。

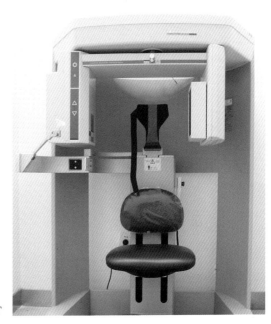

图 2-1-16　口腔锥形束 CT

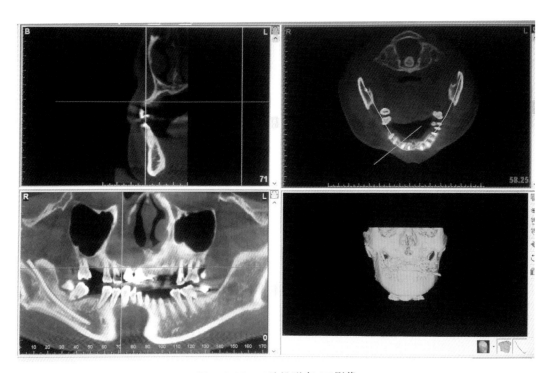

图 2-1-17　口腔锥形束 CT 影像

第二节 牙周检查的主要内容

一、牙周组织的检查

1. 口腔卫生的检查 菌斑指数和牙石指数是衡量口腔卫生的指标。

（1）菌斑（dental plaque）的检查：菌斑的形成经历由薄到厚的过程，早期菌斑的增长较快，一般12小时的菌斑便可被菌斑显示剂染色；9天后即形成较为复杂的细菌群落，约10~30天的菌斑发展成熟达到高峰。观察菌斑的方法包括直接观察法和染色法。

1）直接观察法：用气枪吹干牙面，通过视诊并结合探针侧划牙面的方法，来确定龈缘附近牙面上菌斑的厚度、量以及分布范围，临床上常以 Silness & Löe（1964）菌斑指数（plaque index，PLI）记录（图2-2-1）。

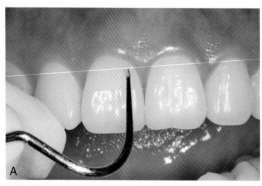
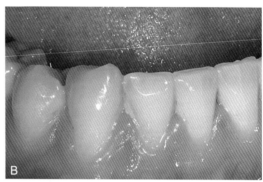
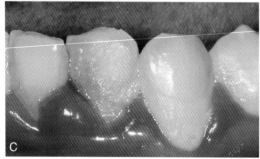

图2-2-1 菌斑指数（PLI）
A. PLI=1，龈缘区的牙面有薄的菌斑，但视诊不可见，若用探针尖侧划可刮出菌斑 B. PLI=2，在龈缘或邻面可见中等量菌斑 C. PLI=3，龈沟内或龈缘区及邻面见大量菌斑

2）染色法：临床上常使用菌斑显示剂辅助医师检查菌斑量和分布，同时也有利于向患者进行口腔卫生宣教。常用的菌斑显示剂为1%或2%品红溶液。染色方法是将蘸有显色剂的小棉球在各牙龈乳头处逐一轻轻挤压，使显示剂扩散到整个牙面，应避免直接在牙面涂擦以免破坏菌斑（图2-2-2）。完成后嘱患者漱口，除去浮色后观察菌斑的量和分布情况（图2-2-3）。

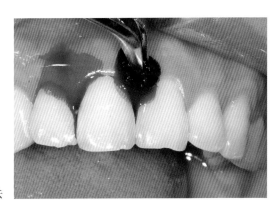

图 2-2-2 正确的菌斑染色方法

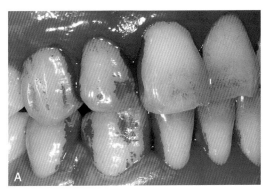
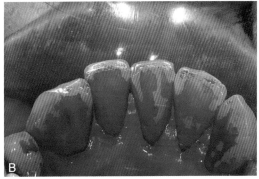

图 2-2-3 菌斑显示剂显示牙面菌斑
A. 右侧前牙唇侧菌斑显示 B. 下颌前牙舌侧菌斑显示

(2) 牙石(dental calculus)的检查:牙石是由牙齿或修复体表面的菌斑及软垢矿化形成的,不能用刷牙的方法除去。根据沉积部位,牙石以龈缘为界分为龈上牙石(图 2-2-4)和龈下牙石(图 2-2-5,图 2-2-6)。

牙石的量可用牙石指数(calculus index,CI)来表示(图 2-2-7)。

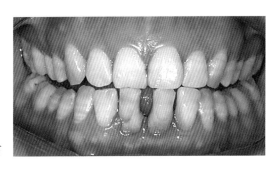

图 2-2-4 下颌前牙区唇侧龈上牙石

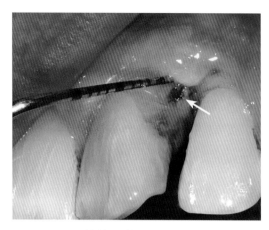

图 2-2-5 以牙周探针拨开牙龈,可见 21 远中、22 近中的龈下牙石(箭头示)

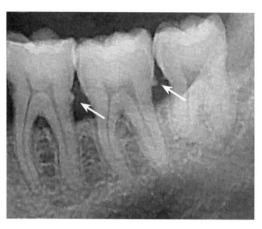

图 2-2-6 X 线片示 36 远中、37 远中邻面阻射的突起物(箭头示)为牙石影像

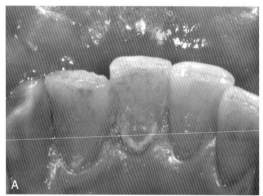

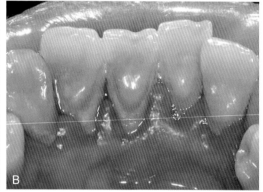

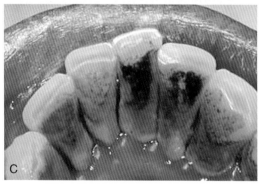

图 2-2-7 牙石指数(CI)

A. 31、32 CI=1,龈上牙石覆盖牙面的 1/3 以下 B. 31、32 CI=2,龈上牙石覆盖牙面的 1/3~2/3,和(或)牙颈部有斑点状的龈下牙石 C. CI=3,龈上牙石覆盖牙面的 2/3 以上,和(或)有连续而厚的龈下牙石

2. 牙龈检查

（1）牙龈健康与否可通过观察牙龈的色、形、质以及探诊后是否出血来进行初步判断。

1）健康牙龈：牙龈颜色呈粉红色，边缘菲薄紧贴于牙面，牙龈乳头充满牙间隙，质韧有弹性，点彩为健康牙龈的表面标志（图2-2-8）。

2）炎症牙龈：牙龈颜色变成暗红色或鲜红色，质地松软而失去弹性，牙龈肿胀，表面光亮（图2-2-9），龈缘厚钝甚至肥大增生，探诊时牙龈易出血。但有时牙龈表面颜色虽然看似正常，但牙周袋内壁却仍有溃疡或炎症，探诊牙周袋后会出血，这对于了解牙周袋内壁的炎症状况很有帮助。

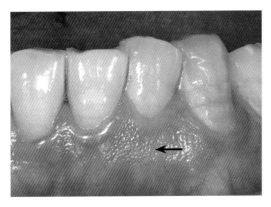

图2-2-8　点彩（箭头示）

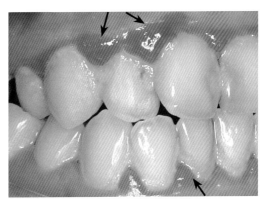

图2-2-9　龈乳头红肿、圆钝（箭头示）

3）增生牙龈：当牙龈纤维增生或上皮角化增加时，牙龈坚韧肥大，呈结节状，牙龈颜色可变浅或苍白，探诊不易出血（图2-2-10）。

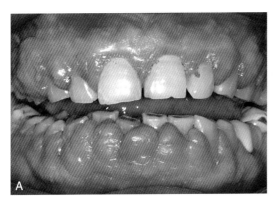

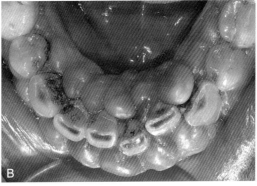

图2-2-10　免疫抑制剂引起的全口牙龈增生

A.唇面观　B.下颌𬌗面观

4) 牙龈退缩:慢性牙周炎症、刷牙方法不当、咬合创伤等因素均可造成牙龈退缩(图2-2-11,图2-2-12)。

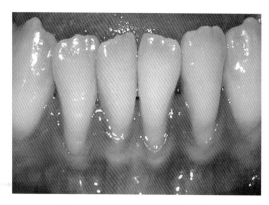

图 2-2-11　下颌前牙牙龈退缩

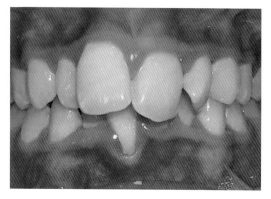

图 2-2-12　41 龈裂

(2) 判断牙龈炎症程度的指数

1) 牙龈指数(gingival index,GI)

记分标准:

0= 牙龈正常

1= 牙龈轻度炎症:颜色轻度改变及水肿,探诊不出血

2= 牙龈中度炎症:色红,水肿,探诊出血

3= 牙龈重度炎症:红肿明显或有溃疡,有自发出血倾向

2) 龈沟出血指数(sulcus bleeding index,SBI)(Mazza,1981)(图 2-2-13)

记分标准:

0= 牙龈健康,无炎症和出血

1= 牙龈有轻度炎症改变,轻探出血

2= 探诊后有点状出血

3= 探诊后出血,血溢于龈沟内

4= 探诊后出血,血溢出龈沟

5= 有自动出血倾向

3) 探诊出血(bleeding on probing,BOP):该指数检测探诊后牙龈有无出血(图 2-2-14),通常用 BOP 阳性位点占受检位点的百分比表示。

(3) 龈沟或牙周袋溢脓:检查者用手指从根方向冠方挤压,或用镊子夹持棉球轻压龈表面时,可见龈沟或牙周袋内脓液溢出(图 2-2-15)。

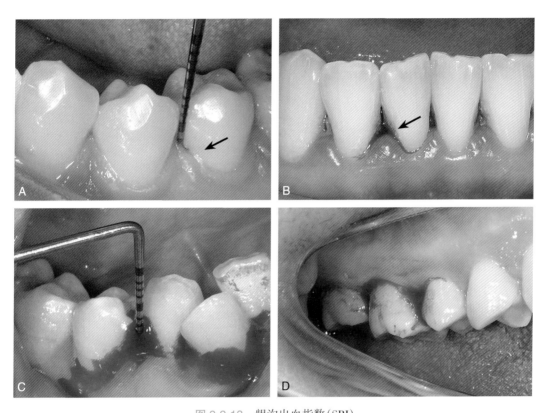

图 2-2-13 龈沟出血指数（SBI）

A. BI=2，探诊后点状出血 B. BI=3，探诊后出血，血溢于龈沟内 C. BI=4，探诊后出血，血溢出龈沟 D. BI=5，自动出血

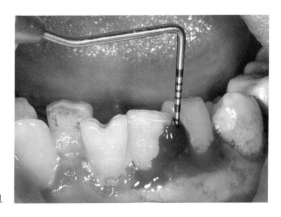

图 2-2-14 探诊后出血

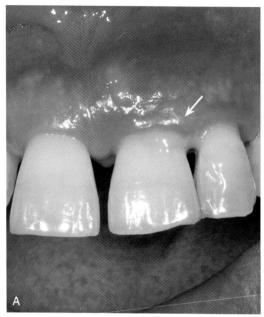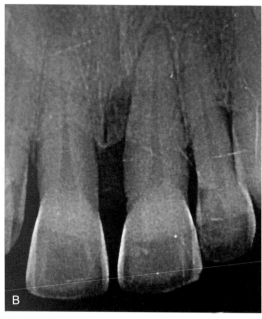

图 2-2-15　21 牙周袋溢脓
A. 21 牙周袋溢脓（口内照）　B. 21 近中垂直型骨吸收（X 线片）

3. 牙周袋的探诊检查　是牙周检查中最重要的手段之一。

（1）探诊内容

1）牙周袋深度和附着丧失情况。

2）探诊出血情况及脓性分泌物。

3）牙周袋的形态和范围。

4）根分叉有无受累。

5）龈下牙石的量及分布。

6）有无根面龋。

（2）探诊深度的检查

1）探诊工具：主要为牙周探针（包括普通牙周刻度探针和压力敏感电子牙周探针）。

2）探诊要点

①改良握笔法握持探针；

②探诊时要有支点（图 2-2-16）；

③探诊力量：20~25g（图 2-2-17）；

④探诊时探针应与牙长轴平行，紧贴牙面，避开牙石，直达袋底部；

⑤在探查邻面时，要紧靠接触区探入，尖端稍向对侧倾斜以探入接触点下方的龈谷区，呈冰激凌蛋筒（ice-cream cone）角度（图 2-2-18）；

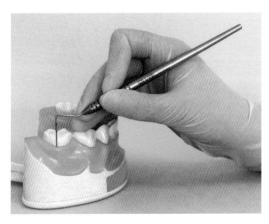

图 2-2-16 改良握笔式握持法及支点应用的操作示范

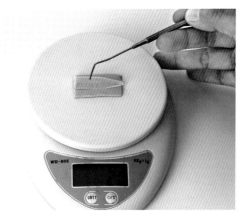

图 2-2-17 探诊力量练习

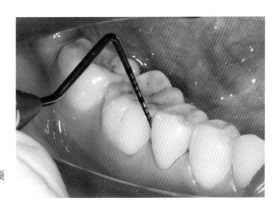

图 2-2-18 探诊的角度
探查邻面时,将探针紧靠接触点并向邻面中央略倾斜,进入龈谷区

⑥ 以"提插走步式"移动探针,探查牙周袋形态;

⑦ 探诊部位:从唇(颊)、舌(腭)侧的近中、中央、远中 6 个点探入(图 2-2-19);

⑧ 全口牙周探查:按一定的顺序,一般先探查上颌,从 18(或 17)的颊侧远中→28(或 27)的颊侧远中,继而转入腭侧,→28(或 27)的腭侧远中→18(或 17)的腭侧远中;然后探查下颌,从 48(或 47)颊侧远中→38(或 37)的颊侧远中,继而转入舌侧,→38(或 37)的舌侧远中→48(或 47)的舌侧远中(图 2-2-20)。

(3) 附着丧失(attachment loss,AL)的检测:附着丧失是指龈沟底或牙周袋底到釉牙骨质界的距离,它比探诊深度更能客观地反映牙周组织的破坏程度。健康牙龈附着于釉牙骨质界水平,后者不能被探及;一旦釉牙骨质界可被探针探及,说明发生了牙周附着丧失。

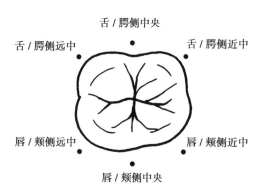

舌/腭侧中央

舌/腭侧远中　　　　　舌/腭侧近中

唇/颊侧远中　　　　　唇/颊侧近中

唇/颊侧中央

图 2-2-19　牙周袋探诊部位示意图

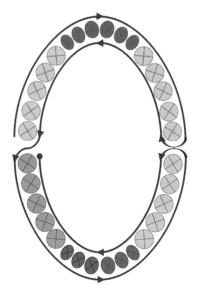

图 2-2-20　全口牙周探查顺序示意图

1) 检查工具:牙周探针。

2) 检测方法:首先探寻釉牙骨质界的位置,当龈缘位于釉牙骨质界根方时,可直接读取读数,牙周袋底部距釉牙骨质界的距离即牙周附着丧失的程度(图 2-2-21);当龈缘位于釉牙骨质界冠方时,附着丧失程度为牙周袋深度减去釉牙骨质界距龈缘的距离。

(4) 根分叉病变的探查:多根牙发生根分叉病变时,主要根据探诊和 X 线片判断根分叉的病变程度,但往往临床探查结果低于实际破坏的程度。

1) 探查工具:Nabers 弯探针。

2) 探诊方法:将 Nabers 弯探针沿着根分叉开口的牙根凹陷水平探入(图 2-2-22)。由于上颌磨牙的近远中根分叉开口偏腭侧,建议从腭侧探入。

3) 探查内容:探针能否水平方向探入分叉区、水平探入的深度、分叉的大小、有无釉质突起、根柱的长度、根分叉区是否暴露以及有无牙龈覆盖。

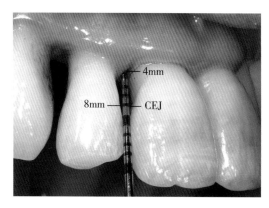

图 2-2-21　附着丧失的检测
PD=4mm,AL=8mm

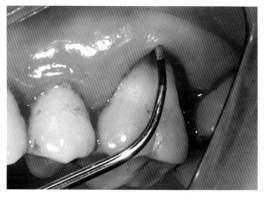

图 2-2-22　用根分叉探针探查 26 颊侧根分叉病变(水平探入深度约 7.5mm)

（5）龈下牙石的探查

1）探查工具：尖探针。

2）探诊方法：可以用普通的口腔科探针或牙石探针探入到牙周袋内，感知根面牙石的大小、厚度和范围。龈下刮治术前以及治疗过程中应使用尖探针反复仔细检查根面的粗糙度，以减少根面牙石的遗漏。

4. 牙齿松动度检查

（1）检查工具：口腔科镊子。

（2）检查方法：前牙用口腔科镊子夹持牙齿切端，后牙以镊子尖抵住𬌗面窝沟，轻轻做颊（唇）舌（腭）向、近远中向及垂直方向的摇动（图 2-2-23）。

> 临床上将牙松动度分为三度：
> Ⅰ度松动：牙松动幅度在 1mm 以内或仅颊（唇）舌（腭）向松动；
> Ⅱ度松动：牙松动幅度在 1~2mm 之间或颊（唇）舌（腭）向及近远中向均松动；
> Ⅲ度松动：牙松动幅度大于 2mm 或颊（唇）舌（腭）及近远中向、垂直方向均松动。

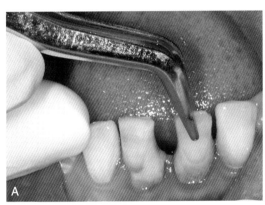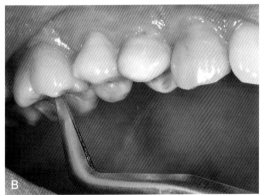

图 2-2-23　牙松动度检查的临床操作
A. 前牙松动度检查　B. 后牙松动度检查

牙齿松动度可反映牙周组织的破坏程度，但两者并不总是一致，如在牙周炎、根尖周炎的急性炎症期，或存在𬌗创伤的情况。同时需结合其他检查（如 X 线片）进行综合评价。

二、𬌗与咬合功能的检查

𬌗创伤是牙周病的局部促进因素之一，因此，咬合检查是牙周检查与诊断的重要内容。发现并调整异常的𬌗关系与咬合功能，消除𬌗创伤，有利于促进牙周组织的修复与再生。

1. 检查的内容

（1）观察牙列是否完整,有无缺失牙、倾斜牙或松动牙。

（2）牙尖交错位时中线的位置,覆𬌗、覆盖关系是否正常,属于何种𬌗类型,牙排列有无拥挤、错位或扭转(图 2-2-24)。

（3）牙齿有无过度的不均匀磨耗、小平面等(图 2-2-25)。

（4）前伸及侧向运动过程中有无早接触或𬌗干扰。

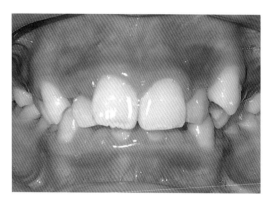

图 2-2-24　深覆𬌗,牙列拥挤

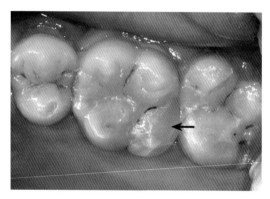

图 2-2-25　26 远中腭侧牙尖的远中斜面不均匀磨耗(箭头示)

2. 检查方法

（1）视诊:有𬌗创伤的牙齿常有不规则的龈退缩、龈裂、龈缘突等,一些明显松动的牙齿在做咬合运动时可见到明显的松动和牙龈短暂的苍白。

（2）扣诊:用单手指指腹纵向或横向扪其上颌牙齿的唇颊面,令患者做咬合运动。术者可感觉到早接触或𬌗干扰的牙齿有较大的松动度和振动感(图 2-2-26)。

（3）咬合纸法:擦干牙的𬌗面,将薄型咬合纸置于下颌牙𬌗面上,令患者做正中咬合(图 2-2-27),然后取出咬合纸检查。正常情况下𬌗面的蓝色印迹比较均匀,若有浓密蓝点且范围较大,甚至将咬合纸咬穿,在牙面上可见中心白点而周围为蓝色,此点即为早接触点。重复检查时应先将蓝点擦去,以免蓝点过多不易辨别。咬合纸还可用于前伸𬌗或侧向𬌗的检查。目前已有红、蓝两种薄型咬合纸,检查时可先用蓝(或红)咬合纸检查牙尖交错𬌗,然后用另一色做前伸𬌗或侧向𬌗检查。

（4）咬蜡片法:将厚度均匀的薄型蜡片烤软后放在被检查牙的𬌗面上,让患者做牙尖交错位时的咬合,待蜡片冷却后取下检查。若有早接触,该处蜡片变薄、透明或被咬穿(图 2-2-28)。

（5）研究模型分析法:对咬合情况复杂或几个区都有𬌗创伤者,可制备研究模型,将𬌗关系转移到𬌗架上进行研究分析。

（6）牙线检查法:牙线可用来检查有无𬌗干扰。

（7）𬌗力计:目前最为先进的𬌗力测量和分析系统是 T-SCAN 牙齿咬合力分析系统。

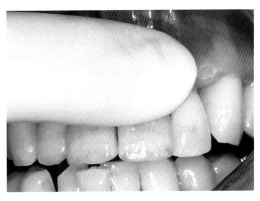

图 2-2-26 扣诊检查殆干扰

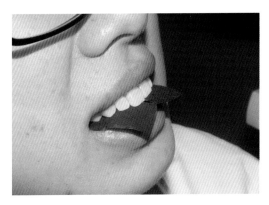

图 2-2-27 咬合纸检查殆关系

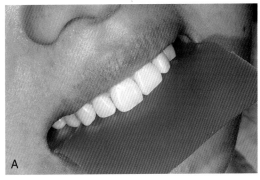

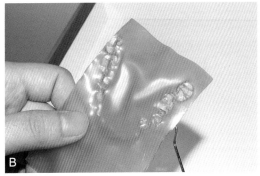

图 2-2-28 咬蜡片法检查殆关系

A. 患者咬薄蜡片　B. 咬合后的蜡片：左侧后牙区可见咬穿点，说明此点存在早接触；前牙区咬合印记不清，说明前牙区开殆

三、食物嵌塞的检查

食物嵌塞也是牙周病局部促进因素之一，分为水平型食物嵌塞（图 2-2-29）和垂直型食物嵌塞（图 2-2-30）；垂直型食物嵌塞通常会引起患者牙周胀痛等症状，若食物嵌塞刺激因素长期存在，可引起邻面牙槽骨的凹坑状吸收。检查方法如下：

1. 视诊　可见邻牙之间嵌塞的食物，存在邻面龋等使接触区消失的牙体缺损，邻牙边缘嵴高度不一致，存在充填式牙尖，因磨耗等原因导致边缘嵴、溢出道消失，接触区由点接触变为面接触，牙齿错位等（图 2-2-31）。

2. 接触点的检查　正确的接触关系能够防止食物通过接触点进入牙间隙而发生食物嵌塞，接触关系过松或过紧均会引发牙周问题。邻面接触区适当的位置和面积、接触点恰到好处的松紧程度决定了良好的接触关系。

检查方法：

（1）取一段牙线放在殆面加压通过接触区压向龈缘，若牙线能无阻挡地通过邻面接触区，表示接触区不紧密。

（2）如果通过接触区时有一定阻力，则表示接触区紧密。

（3）如果牙线通过接触区特别困难，甚至被磨断，同样表明接触关系异常（图 2-2-32）。

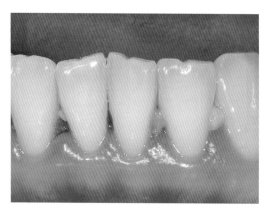

图 2-2-29 水平型食物嵌塞

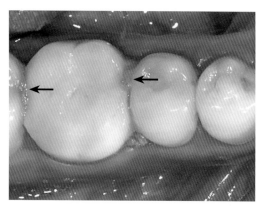

图 2-2-30 垂直型食物嵌塞（46 不良修复体近远中接触关系不良）

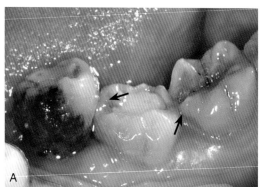

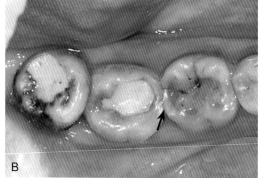

图 2-2-31 48 伸长和 46 远中殆面不均匀磨耗，导致 47 近远中邻面垂直型食物嵌塞

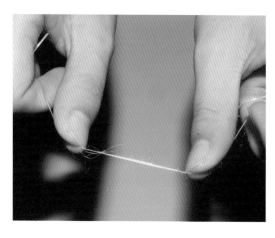

图 2-2-32 过紧的牙接触关系使牙线被磨毛

四、影像学检查

1. X线片检查　是牙周检查中一项重要而且常用的检查方法,可以用来观察牙周硬组织的健康或病变情况,对于牙周炎的诊断和预后评价具有重要意义,但需要结合牙周临床检查综合分析判断。目前常用的X线片有全口牙位曲面体层片和根尖片。全口牙位曲面体层片可显示全口牙以及牙周组织、下颌骨及部分上颌骨,并可观察到下颌神经管、上颌窦等重要的解剖结构。但是全口牙位曲面体层片所显示的牙周组织清晰程度和精确性不如根尖片,并且影像会放大失真,对下颌神经管、上颌窦底位置等结构的精确测量还需依靠口腔科CT。根尖片适合观察各个牙及其牙周组织的细微变化,尤其是定位平行投照的根尖片适用于不同时间的对比研究,有利于精确地测量骨高度的变化。

X线阅片时应注意以下变化:

(1) 牙槽的高度:正常牙槽嵴顶位于釉牙骨质界根方1~2mm,超过2mm则可以认为有牙槽骨吸收。牙槽骨吸收程度以牙根长度(釉牙骨质界至根尖的距离)为标准,例如可以描述为"牙槽嵴顶位于根颈1/3,根中1/3或根尖1/3处"(图2-2-33)。

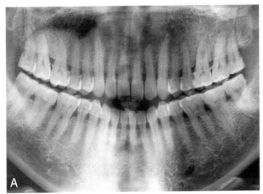
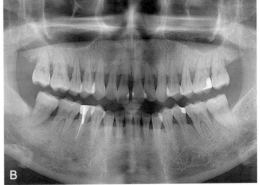
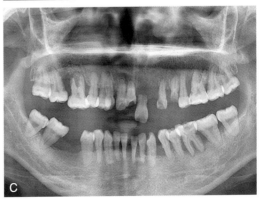

图2-2-33　牙槽骨吸收程度
A.全口牙槽骨吸收至根颈1/3　B.上颌牙槽骨吸收至根中1/3,下颌牙槽骨吸收至根颈1/3　C.全口牙槽骨大多吸收至根尖1/3.

（2）硬骨板的存在或消失：硬骨板也称固有牙槽骨，正常时硬骨板清晰而连续，牙周炎、𬌗创伤时牙槽嵴顶或根侧的硬骨板模糊、中断甚至消失。经过牙周治疗后牙周破坏停止，硬骨板又重新出现（图 2-2-34）。

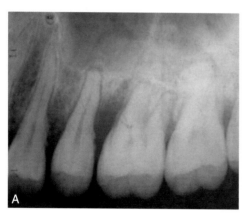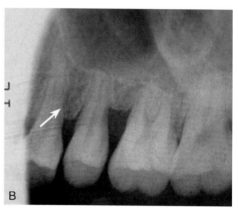

图 2-2-34　骨硬板重现

A. 牙周治疗前根尖片　　B. 牙周基础治疗后 1 年，根尖片示 25 近远中牙槽骨密度增加、硬骨板重现（箭头示）

（3）牙周膜间隙的宽度：正常情况下牙周膜间隙窄而均匀，宽度为 0.18~0.25mm。在有𬌗创伤、牙松动的情况下牙周膜间隙增宽。

（4）牙槽骨破坏的形式：在 X 线片上分为水平型吸收和垂直型吸收。

1）水平型吸收：X 线片显示牙槽骨水平高度降低，骨吸收面呈水平状或杯状凹陷（图 2-2-35）。

2）垂直型吸收：X 线片显示骨吸收面与牙根间呈锐角，也称为"角形吸收"（图 2-2-36），有时牙槽间隔发生凹坑状骨吸收，使其骨密度降低（图 2-2-37）。

（5）根分叉病变（图 2-2-38）。

（6）牙体情况：①邻面龋坏；②牙体充填、根管治疗情况；③根裂；④牙根长度、冠根比及牙根形态。

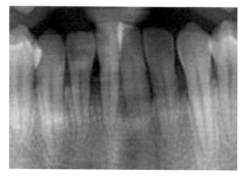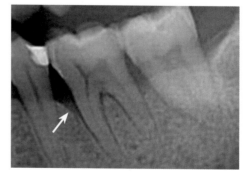

图 2-2-35　下颌前牙牙槽骨水平型吸收　　　图 2-2-36　36 近中角形吸收

图 2-2-37　46 和 47 之间由于食物嵌塞导致的牙槽间隔凹坑状骨吸收
A. X 线片显示 46 和 47 之间的牙槽骨密度降低　B. 术前口内检查发现 46 和 47 之间龈乳头退缩呈反波浪状　C. 术中见 46 和 47 之间牙槽骨凹坑状骨吸收

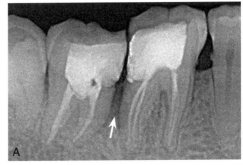

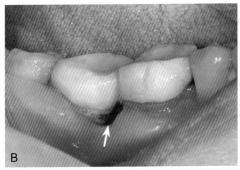

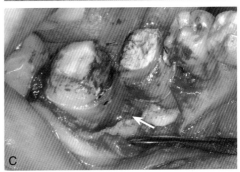

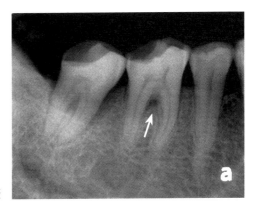

图 2-2-38　46 根分叉病变

2. 锥形束 CT 检查

(1) 锥形束 CT (cone-beam computed tomography, CBCT) 的优点:

1) 安全,射线量极低;

2) 空间分辨率高,最大程度地降低金属伪影;

3) 在视野选择、图像合成等口腔专业所需个性化图像生成方面具有优势。

(2) CBCT 在牙周领域中的应用

1) 可以通过 CBCT 了解牙齿在任意方向的牙槽骨吸收情况,对于牙周病的诊断、预后评估以及疗效评价具有重要意义。

2) 可应用 CBCT 在种植术前测量牙槽骨的高度和宽度,明确神经管、上颌窦等解剖结构的位置,对植入种植体的长度等进行准确判断,并且在计算机上模拟种植(图 2-2-39,图 2-2-40)。

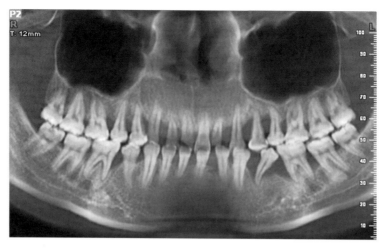

图 2-2-39　CBCT 示侵袭性牙周炎的冠状面观

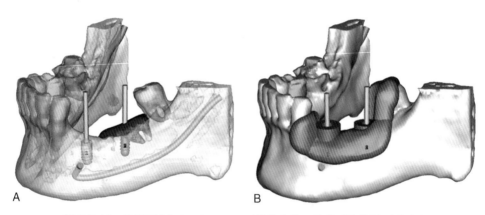

图 2-2-40　CBCT 结合 Simplant view 三维数字化口腔科系统指导牙种植术
A. 模拟 GBR（引导骨再生术）　B. 种植体及导板设计制作

第三节　牙周检查表的记录

一、牙周检查表的用途

1. 牙周病变往往累及到全口牙或多数牙,检查指标多且复杂,因此,需要常规对所有牙齿按牙位将各项检查指标记录于专用的牙周检查表。

2. 有利于全面掌握病情,制订治疗计划和判断预后。

3. 探诊深度等指标有助于指导龈下刮治术等治疗,使医师能够按图索骥。

4. 长期追踪记录牙周检查表,对于疗效评价和维护治疗具有重要意义。

二、牙周检查表

下面以中国医科大学附属口腔医院牙周门诊专用检查表为范例（表 2-3-1）:

表 2-3-1 中国医科大学附属口腔医院牙周门诊专用检查表

牙周初诊记录

患者姓名： **年龄：** **性别：** □男 □女 **联系电话：** ＿＿＿＿＿＿＿

民族： □汉 □满 □回 □蒙古 □维吾尔 □其他＿＿＿＿＿

身高： ＿＿＿cm **体重：** ＿＿＿kg **体质指数(BMI)：** ＿＿＿[BMI=体重(kg)÷身高^2(m)]

职业： ＿＿＿＿＿ **婚否：** □是 □否

是否吸烟： □吸烟 吸烟＿＿＿年 平均＿＿＿支/天
　　　　　　 □已戒烟 戒烟＿＿＿年 从前＿＿＿支/天
　　　　　　 □从不吸烟

是否饮酒： □喝酒（□经常 □偶尔） □不喝酒

首诊时间： ＿＿＿＿年＿＿月＿＿日

主诉： □牙龈红肿（□全口 □右上 □右下 □左上 □左下）＿＿（年/月/日）
　　　 □牙龈出血（□刷牙时 □夜间 □咬硬物 □其他）＿＿（年/月/日）
　　　 □咬物不适＿＿（年/月/日）
　　　 □牙齿松动＿＿（年/月/日）
　　　 □要求会诊（□修复 □正畸 □种植 □口外 □儿牙）
　　　 □要求检查
　　　 □其他＿＿＿＿＿

既往史： □否认全身系统疾病
　　　　 □高血压（□用药 □不用药，血压：＿＿＿/＿＿＿mmHg）
　　　　 □心脏病（□心律不齐 □心肌缺血 □冠心病 □心脏搭桥 □其他＿＿＿＿）
　　　　 □糖尿病：餐前血糖：＿＿＿＿mmol/L 患病时间＿＿＿＿（年/月/日）＿＿型 控制手段
　　　　　　　（□无 □饮食锻炼 □服药 □打胰岛素）并发症（□有 □无）＿＿＿＿
　　　　 □肝肾疾病＿＿＿＿＿＿
　　　　 □血液疾病＿＿＿＿＿＿
　　　　 □其他＿＿＿＿＿＿

目前用药： □无 □有＿＿＿＿＿＿＿＿＿＿＿＿＿

过敏史： □无 □有＿＿＿＿＿＿＿＿＿＿＿＿＿＿＿＿

药物过敏史： □无 □有＿＿＿＿＿＿＿＿＿＿＿＿＿＿＿＿

重要的手术/疾病/入院治疗： □无 □有＿＿＿＿＿＿＿＿＿

家族史： 家族中父母及兄弟姐妹（□有相似情况 □无相似情况）

牙病治疗史： □无
　　　　　　 □牙周治疗史（□龈上洁治 □龈下刮治和根面平整），上次治疗时间＿＿＿＿
　　　　　　 □牙体牙髓治疗史（□龋洞充填＿＿ □根管治疗＿＿）上次治疗时间＿＿＿＿
　　　　　　 □拔牙＿＿＿＿＿＿ 上次治疗时间＿＿＿＿＿＿＿＿＿
　　　　　　 □修复治疗＿＿＿＿＿ 上次治疗时间＿＿＿＿＿＿＿＿＿
　　　　　　 □其他＿＿＿＿＿＿＿＿

口腔以外的其他检查：

血压：＿＿ /＿＿mmHg 脉搏：＿＿＿

五官（头眼耳鼻咽喉）：□正常 □异常＿＿＿＿＿＿

淋巴结：□正常 □异常＿＿＿＿＿＿

颞下颌关节：□正常 □异常＿＿＿＿＿＿

其他：

口腔内检查：

唇颊黏膜：□正常 □异常＿＿＿＿ 硬腭：□正常 □异常＿＿＿＿

软腭：□正常 □异常＿＿＿＿＿ 口底：□正常 □异常＿＿＿＿

舌：□正常 □异常＿＿＿＿ 咽喉：□正常 □异常＿＿＿＿

口咽：□正常 □异常＿＿＿＿ 系带：□正常 □异常＿＿＿＿

唾液腺：□正常 □异常＿＿＿＿ 唾液流量：□正常 □异常＿＿＿＿

咬合分析：

安氏分类：□Ⅰ类 □Ⅱ类 □Ⅲ类

覆𬌗：□＜1/3 □1/3~1/2 □1/2~2/3 □＞2/3

覆盖：□＜3mm □3~5mm □5~8mm □8mm

牙弓形状：□尖圆形 □方圆形 □椭圆形

口腔卫生：

刷牙情况：每天（□手动 □电动）刷牙（□一次 □两次 □三次），刷牙方式（□横刷 □竖刷 □混合式），（□使用 □不用）牙线，（□使用 □不用）牙缝刷，（□使用 □不使用）含漱液。

软垢指数（DI）___度（0＝无软垢或着色；1＝软垢覆盖牙面不超过牙面的颈 1/3，或牙面上存在外源性着色；2＝软垢覆盖牙面 1/2~2/3；3＝软垢覆盖牙面 2/3 以上）

龈上牙石（□Ⅰ度 □Ⅱ度 □Ⅲ度），（□可 □未）探及龈下牙石。

口臭___度（0＝没有口臭；1＝口臭几乎闻不到；2＝口臭很轻但能清楚闻到；3＝中等程度的口臭；4＝强烈的口臭；5＝恶臭）

牙周组织：

颜色：□粉红 □鲜红 □暗红 □其他_____

质地：□坚韧 □松软

龈乳头外形：□锥形 □圆钝 □增生

边缘形态：□菲薄 □肿胀肥大 □增生肥大 □溃疡或坏死___ □龈裂__

牙龈类型：□薄龈型 □厚龈型 □混合型

牙龈缘位置：□退缩 □增生（□牙冠颈 1/3 □牙冠中 1/3 □近切缘/牙合面 □超过切缘/牙合面）

渗出液：□有_____ □无

食物嵌塞：□垂直型_____ □水平型_____

牙周检查表：

牙龈退缩(GR)															
附着龈宽度															
根分叉病变	Y	Y	V										V	Y	Y
菌斑指数(PLI)															
TM															
AL															
sBI															
PD															
	18	17	16	15	14	13	12	11	21	22	23	24	25	26	27	28
	48	47	46	45	44	43	42	41	31	32	33	34	35	36	37	38
PD															
sBI															
AL															
TM															
菌斑指数(PLI)															
根分叉病变															
附着龈宽度															
牙龈退缩(GR)															

牙体组织：

不良修复体															
瘘孔															
叩诊															
楔状缺损															
龋齿															
	18	17	16	15	14	13	12	11	21	22	23	24	25	26	27	28
	48	47	46	45	44	43	42	41	31	32	33	34	35	36	37	38
龋齿															
楔状缺损															
叩诊															
瘘孔															
不良修复体															

注：牙合面=O 唇侧=La 颊侧=B 腭侧=P 舌侧=L 近中=M 远中=D

X 线检测：

表一：牙周相关的 X 线检查

根分叉病变																
临床冠根比																
牙周膜增宽																
牙槽骨吸收类型																
牙槽骨高度																
	17	16	15	14	13	18	12	11	21	22	23	24	25	26	27	28
	47	46	45	44	43	48	42	41	31	32	33	34	35	36	37	38
牙槽骨高度																
牙槽骨吸收类型																
牙周膜增宽																
临床冠根比																
根分叉病变																

（注：牙槽骨高度：Ⅰ度=牙槽骨吸收在牙根的颈 1/3 以内；Ⅱ度=牙槽骨吸收超过根长 1/3，但在根长 2/3 以内，或吸收达根的长 1/2；Ⅲ度=牙槽骨吸收占根长 2/3 以上

牙槽骨吸收类型：1=水平型；2=垂直型；3=角形）

表二：其他相关的 X 线检查

根管治疗		上颌窦	□正常　□低位 □内壁厚　□其他_____	骨白线是否连续	
龋齿		下颌神经管		骨小梁是否均匀	
根折		阻生牙			
残根					
根尖阴影					
悬突					

预后评估：

无希望																
不确定																
不良																
一般																
好																
	18	17	16	15	14	13	12	11	21	22	23	24	25	26	27	28
	48	47	46	45	44	43	42	41	31	32	33	34	35	36	37	38
好																
一般																
不良																
不确定																
无希望																

诊断：
□慢性龈炎
□青春期龈炎
□妊娠期龈炎
□白血病的牙龈病损
□牙龈肥大：□药物性（□苯妥英钠 □环孢素 □硝苯地平 □其他___）□遗传性 □不明
　　　　　　原因
□牙龈纤维瘤病
□牙龈瘤 ———┼———
□急性龈乳头炎 ———┼———
□急性坏死性溃疡性疾病
□慢性牙周炎（□轻度□中度□重度），个别部位 ———┼——— 为重度
□侵袭性牙周炎（□局限型□广泛型）
□反应全身疾病的牙周炎：□糖尿病 □艾滋病 □高血压 □其他_____
□咬合创伤 ———┼———
□龋齿：————┼————
□牙周牙髓联合病变 ———┼———
□错𬌗畸形（安氏□Ⅰ类 □Ⅱ类 □Ⅲ类）

治疗计划：
1. 基础治疗
□（□高血压药物治疗 □糖尿病 □其他___）的医疗咨询
□口腔卫生宣教
□牙周机械治疗（□龈上洁治 □龈下刮治及根面平整术 □菌斑显示）
□药物治疗（□局部 □全身）
□松牙固定术
□拔除预后无望的牙齿 ——┼—— 并 ——┼—— 行拔牙位点保存术
□拔除阻生牙
□ ——┼—— 咬合调整
□ ——┼—— 行（□龋洞充填 □根管治疗）
□正畸会诊
□口腔颌面外科会诊
□专家转诊
□修复会诊
□其他：_____

2. 牙周手术治疗
□牙龈切除术
□牙冠延长术
□翻瓣术
□GTR
□膜龈手术

3. 种植或修复
□种植
□修复

4. 牙周维护治疗
复诊间隔□1个月 □3个月 □6个月

第四节　牙周病治疗方案的制订

一、牙周病治疗的最终目标

1. 有效清除和控制菌斑及其他局部致病因子,消除炎症和其他症状。
2. 使牙周组织的破坏停止,促进修复和再生。
3. 恢复牙周组织的生理形态,以利菌斑控制。
4. 重建有稳定的良好功能的牙列。
5. 满足美学需求。

所有这些方面都体现为一个总体规划,由合理的口腔治疗程序组成,包括:牙周治疗以及创造具有良好功能的牙列所必需的其他措施。即是牙周病的序列治疗。

二、牙周病的治疗程序

牙周病的治疗程序见图 2-4-1 所示。

三、各类牙周病的治疗方案

牙周病治疗时间的长短、强度和频率取决于牙周病的类型,以下四种治疗方案是针对轻重程度不同的四类牙周病来制订的。

1. **龈炎**　对于龈炎的治疗我们推荐"全口一步法"(one-stage full-mouth instrumentation),即在患者首诊时除了进行口腔卫生指导(oral hygiene instruction,OHI)外,进行全口一次性龈上洁治术,如有必要同时完成龈下刮治术和根面平整术。由于在洁治、刮治术后 6~8 周可能发生菌斑再聚集,因此有必要建议患者在 1 个月后复诊,进行复查及预防性洁治术。口腔维护期回访(recall)频率一般为半年 1 次,每年 2 次(图 2-4-2A)。

2. **轻度慢性牙周炎**　对于轻度牙周炎的治疗我们也建议采用"全口一步法",即在首诊时完成全口龈上洁治术、龈下刮治术和根面平整术。轻度慢性牙周炎建议短期之内复诊次数适当增加 1~2 次,监控患者自我菌斑控制情况,进行相应的 OHI 和洁治术。口腔维护期回访频率约每年 2~3 次(图 2-4-2B)。

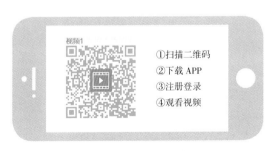

视频 1　龈上洁治术

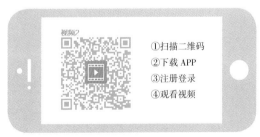

视频 2　龈上喷砂术

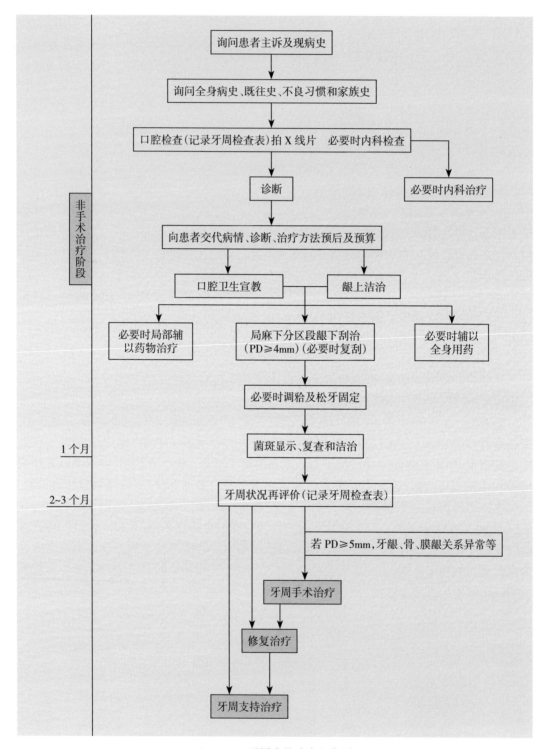

图 2-4-1　牙周病的治疗程序图

3. 中度慢性牙周炎　由于中度慢性牙周炎的牙周袋较深(一般 4~6mm),可以分两步,即每次完成半口牙齿的菌斑和牙石机械清除工作,1 个月后的复查和复治也是必要的。除了在首诊时详细填写牙周检查表外,在基础治疗之后 2 个月(即第 12 周),需进行全面数据采集和再评价,对于符合手术指征的牙位分区段进行手术治疗。术后短期内需要 2~4 次较为频繁的复诊,反复进行口腔卫生宣教和口腔清洁工作。术后 2~3 个月为术后第一次回访,以后是每年 2~4 次的常规维护期回访(图 2-4-2C)。

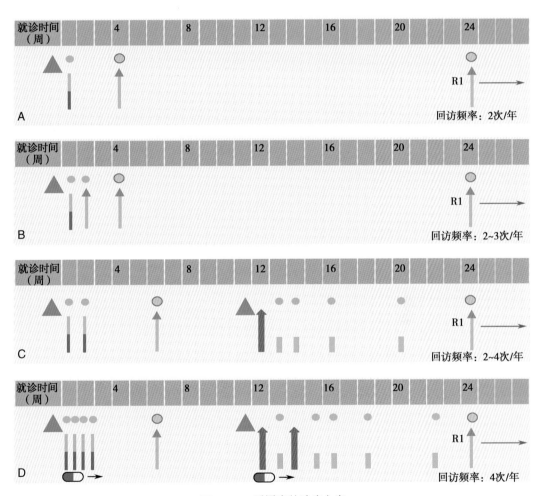

图 2-4-2　牙周病的治疗方案
A. 牙龈炎　B. 轻度慢性牙周炎　C. 中度慢性牙周炎　D. 重度、快速进展的牙周炎
▲全面数据采集和评价;●口腔卫生指导;●菌斑显示;
▌龈上洁治术;▌龈下刮治术;▲定期检查;R1 第一次维护期回访;
↑牙周手术;▌术后复查;⬭系统性药物治疗(辅助)

4. 重度、快速进展性牙周炎　此类牙周炎一般牙周袋很深(>6mm),龈下牙石量较多,可分区段(如4个区段)完成全口牙齿的洁治、刮治术。在第12周进行全面牙周检查和再评价,然后分区段进行手术治疗,术后必须有严格的随访。无论是基础治疗阶段还是手术治疗阶段,都需要辅以系统性药物治疗。术后维护期回访间隔建议为3个月一次,如出现异常情况回访间隔需缩短(图2-4-2D)。

重点内容:1. 牙周检查的主要内容。
　　　　　2. 牙周袋探诊检查的内容和方法。
　　　　　3. 牙周病治疗的流程图。
　　　　　4. 各类牙周病的治疗方案。

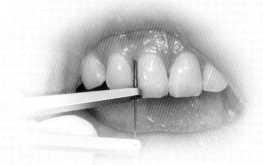

第三章

龈下刮治术和根面平整术

提要：龈下刮治术和根面平整术，合称为龈下清创术，是牙周基础治疗的核心技术。完善的龈下刮治术和根面平整术治疗是获得长期稳定治疗效果的关键技术和必要手段。

第一节 概 述

一、龈下刮治术和根面平整术的三级目标

1. 直接目标 去除龈下菌斑、龈下牙石、病变牙骨质、部分袋内壁肉芽组织。
2. 间接目标 创造生物相容性牙根面。
3. 最终目标 控制牙周炎症和促进牙周组织愈合。

二、龈下刮治术和根面平整术的适应证和注意事项

1. 适应证
(1) 各型牙周炎及牙周炎的伴发病变。
(2) 伴有全身疾病的牙周炎。
(3) 控制牙周炎症,有利于以下口腔治疗:
1) 牙体治疗:判断患牙预后,利于邻面窝洞充填。
2) 修复治疗:判断基牙预后,利于确定修复方案。
3) 正畸治疗:避免正畸力与牙菌斑协同促进牙周炎症。
4) 种植治疗:种植前准备,预防和控制种植体周围炎。
5) 口腔外科手术:保证术区清洁,消除感染隐患。
2. 注意事项
(1) 心脑血管疾病禁忌
1) 安装心脏起搏器的患者:磁致伸缩式超声波洁牙机电磁辐射的干扰可造成患者心律紊乱及眩晕。新型起搏器可以抗电磁干扰,如磁共振(MRI)兼容起搏器。
2) 高血压:收缩压≥180mmHg 或舒张压≥110mmHg 的患者,建议内科治疗,只进行急症处理。局麻药中肾上腺素的浓度不应超过 1∶100 000,注射时注意用量及注射速度,勿使麻药入血。
3) 心脏瓣膜性疾病:预防性使用抗生素以防感染性心内膜炎的发生。
4) 心绞痛、急性心肌梗死:6 个月内有心绞痛发作史或急性心肌梗死患者仅进行牙周急症处置,在内科医师指导下实施牙周治疗。
5) 应用抗凝药物(华法林、阿司匹林)患者:治疗前进行凝血指标检查,牙周检查和治疗,动作要轻柔,分次、分区仔细进行牙周治疗,与内科医师密切合作。
(2) 肝炎、结核等传染性疾病:防止血液和病原菌随喷雾喷溅污染诊室空气。血液中乙型肝炎病毒 DNA 定量结果 <1000copies/ml 时可进行常规治疗。
(3) 糖尿病:血糖控制极差者,空腹血糖 >11.4mmol/L,建议仅做对症应急处理,待血糖控制平稳后开始常规牙周治疗。
(4) 呼吸抑制、慢性阻塞性肺疾病:不宜做超声波洁牙治疗,否则喷水会引起呛咳。
(5) 妊娠期妇女:尽可能在妊娠 4~6 个月时进行。
(6) 器官移植:长期应用免疫抑制剂者应行血常规和凝血检查,同期应配合抗感染治疗。

三、龈下刮治术和根面平整术的临床治疗流程图

龈下刮治术和根面平整术的临床操作流程如图 3-1-1 所示。

视频3

① 扫描二维码
② 下载 APP
③ 注册登录
④ 观看视频

视频 3　龈下刮治术和根面平整术

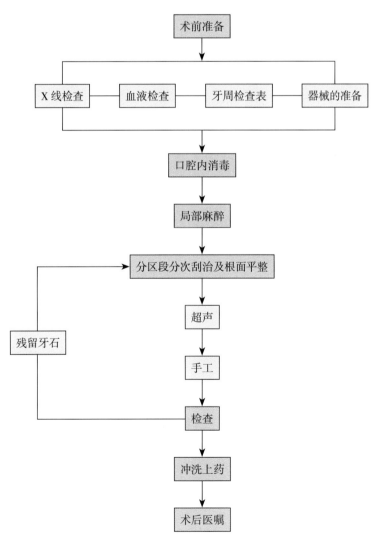

图 3-1-1　龈下刮治术和根面平整术的操作流程图

第二节 超声龈下刮治术

一、超声波洁牙机的组成与分类

超声波洁牙机由超声波发生器(主机)、换能器(手柄或手机)、工作尖及脚控或手控开关四个部分组成。根据换能器的不同,超声波洁牙机通常分为以下两类:

1. 磁致伸缩式超声波洁牙机(图3-2-1)

原理:利用金属镍等强磁性材料薄片在电磁场中产生涡旋电流,产生形变后带动工作尖产生18 000~45 000Hz的振动,工作尖运动轨迹是8字形或椭圆形(图3-2-2)。此型洁牙机可能对置有无防辐射功能的心脏起搏器患者造成干扰。

2. 压电陶瓷式洁牙机(图3-2-3)

原理:将压电陶瓷两端涂上电极,当两极间加上适当的电信号时,陶瓷的厚度依据电场强度和频率发生相应的变化,从而带动工作尖产生25 000~50 000Hz的振动,工作尖运动轨迹是线性的。此型洁牙机对置有心脏起搏器的患者不会造成干扰。

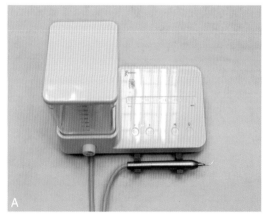

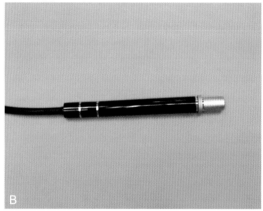

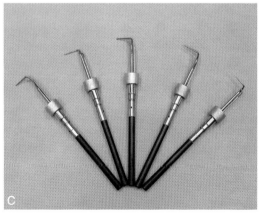

图3-2-1 磁致伸缩式超声波洁牙机及其组成
A.主机和供水装置 B.手柄和手控开关 C.工作尖

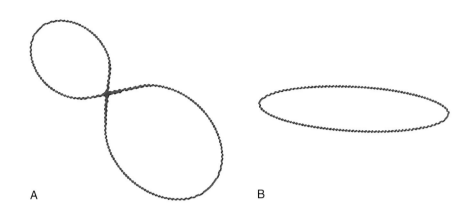

图 3-2-2 磁致伸缩式超声波洁牙机工作尖的运动轨迹
A.镍片式磁致伸缩工作尖为 8 字形轨迹 B.软磁式磁致伸缩工作尖为椭圆形轨迹

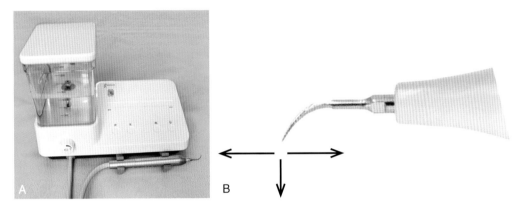

图 3-2-3 压电陶瓷式洁牙机及其工作尖轨迹
A.压电陶瓷式洁牙机 B.工作尖轨迹为直线型

二、超声龈下工作尖

超声龈下工作尖种类繁多,但根据其形态特征参数,直径、弯曲度、尖端形态、表面涂层、材质等可以分为以下几种:

1. 直径(图 3-2-4~ 图 3-2-6)

(1) 普通型:适用于较宽松、4mm 以下深度的牙周袋。

(2) 超细型:适用于较窄、4mm 以上深度的牙周袋,尖端直径可达 0.5mm。

2. 弯曲度(图 3-2-7)

(1) 直线型:适用于前牙及后牙颊舌侧。

(2) 弯曲成对:适用于后牙近远中,较难进入复杂的根面区域及根分叉等部位。

3. 尖端形态(图 3-2-8)

(1) 尖形:对根面牙石产生较强的压强,较适合去除坚硬、大块的牙石。

(2) 匙形:适合于根面精细处理及牙周基础治疗后的维护。

(3) 球形:适合于根分叉区域的治疗。

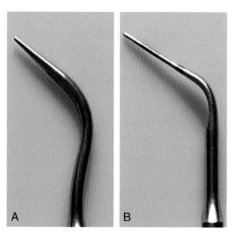

图 3-2-4 不同直径的超声工作尖
A. 普通型(10P) B. 超细型(10Z)

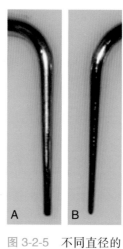

图 3-2-5 不同直径的
超声工作尖
A. 普通型 B. 超细型

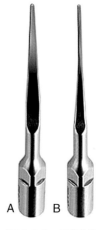

图 3-2-6 不同直
径的超声工作尖
A. 普通型 B. 超
细型

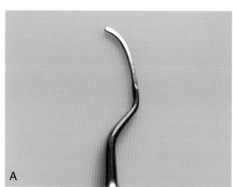
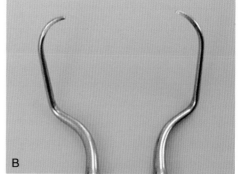

图 3-2-7 不同弯曲度的超声工作尖
A. 直线型 B. 弯曲成对

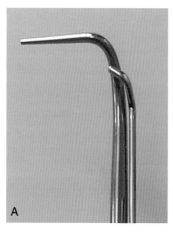
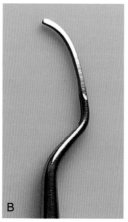
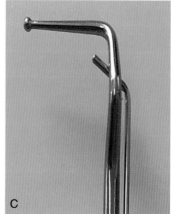

图 3-2-8 不同尖端形态的超声工作尖
A. 尖形;B. 匙形;C. 球形

4. 表面处理(图 3-2-9)

(1) 光滑型:用于去除较大牙石及根面的初步处理。

(2) 粗糙型:表面金刚砂涂层或粗化处理,用于去除细小牙石,根面的平整和抛光。

5. 材质(图 3-2-10)

(1) 金属工作尖:用于天然牙龈下治疗。

(2) 碳纤维工作尖:用于修复体、种植体的龈下治疗。

需要淘汰超声工作尖的情况如下:

(1) 主观感觉:工作效率降低。

(2) 客观检查:工作尖圆钝;用标准器械卡比对,工作尖变短(图 3-2-11)。

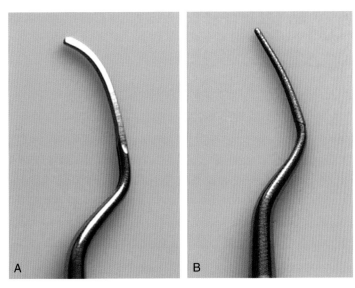

图 3-2-9　不同表面处理的超声工作尖

A. 光滑型　B. 金刚砂涂层型

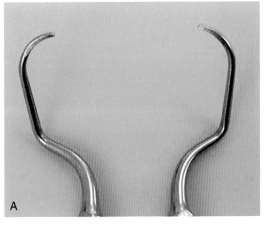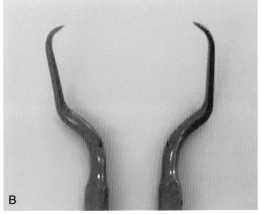

图 3-2-10　不同材质的超声工作尖

A. 金属工作尖;B. 碳纤维工作尖

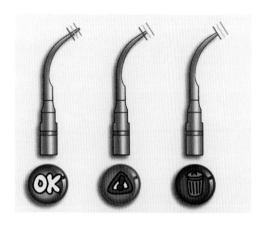

图 3-2-11　工作尖圆钝,标准器
械卡比对,工作尖变短需要淘汰

三、术前准备

1. 压力蒸汽灭菌　消毒手柄(121℃)、工作尖(134℃)。

2. 医护人员防护　医务人员在治疗时要"四戴",即戴口罩、帽子、防护面罩/防护镜(图 3-2-12)及手套等(图 3-2-13)。

3. 术前牙周检查　有手工探查和计算机检查两种方法(详见"第二章 牙周检查和治疗方案的制订")。

4. 放空手柄后部管道中的存水,保持 10 秒钟(图 3-2-14)。

5. 安装手柄(图 3-2-15)和工作尖(图 3-2-16)。

6. 踩动脚踏开关,见工作尖有水雾喷溅,说明超声振动已发生(图 3-2-17)。

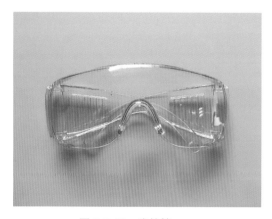

图 3-2-12　防护镜

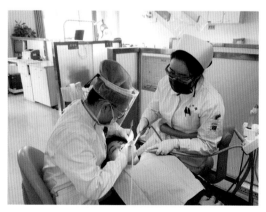

图 3-2-13　医护人员防护

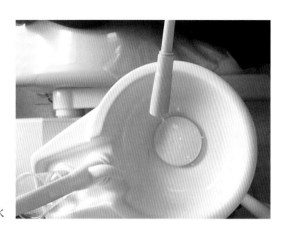

图 3-2-14 放空管道中的存水

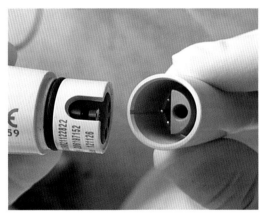

图 3-2-15 安装手柄

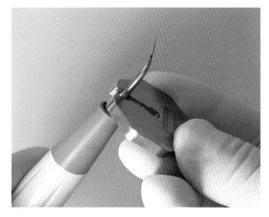

图 3-2-16 安装工作尖

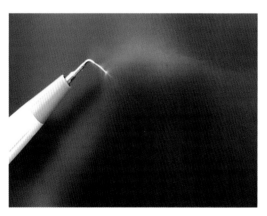

图 3-2-17 工作尖发生超声振动

四、治 疗 流 程

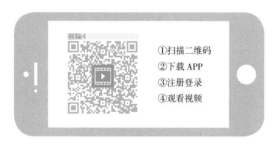

视频 4　超声龈下刮治术

1. 嘱患者用 0.12%~0.2% 氯己定液或 3% 过氧化氢液含漱 1 分钟。

2. 治疗部位麻醉

（1）STA 无痛麻醉

1）原理：STA 无痛麻醉仪由计算机控制麻醉药液的传输速度和压力，最低流量为 0.005ml/s，防止液体注入过快引起瞬间压力过高导致的疼痛。

2）组成：STA 无痛麻醉仪由主机、脚踏开关、手持注射针组成（图 3-2-18）。

3）注射位点

① 上颌：常规 2~3 个注射位点即可（图 3-2-19）。

A. 上牙槽前中神经阻滞麻醉（AMSA）

注射位置：上颌第一、第二前磨牙之间游离龈缘至腭中线垂直连线中点处。

麻醉范围：上颌切牙、尖牙、前磨牙唇颊侧和腭侧牙周组织；上颌第一、第二磨牙腭侧牙周组织。

B. 经腭入路的上牙槽前神经阻滞麻醉（P-ASA）：

注射位置：自切牙乳头进入鼻腭神经管内。

麻醉范围：上颌 6 个前牙牙周组织。

② 下颌：牙周组织麻醉

注射位置：35 和 45 舌侧远中牙周膜处（图 3-2-20）。

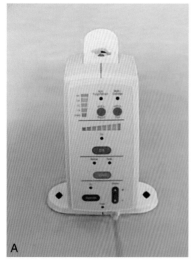
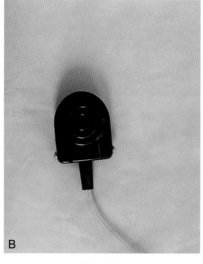
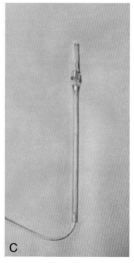

图 3-2-18　STA 无痛麻醉仪的组成
A. 主机　B. 脚踏开关　C. 手持注射针

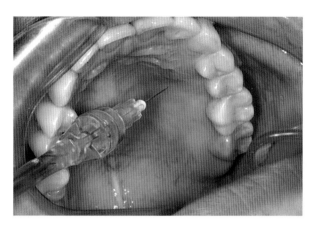

图 3-2-19　上颌麻醉常规注射位点

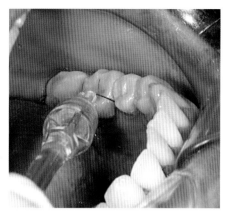

图 3-2-20　下颌麻醉常规注射位点

麻醉范围：下颌尖牙至第二磨牙牙周组织。

4）麻醉方法

① 将必兰（阿替卡因肾上腺素）注射液装入手持注射器针筒内，安装手柄及脚踏开关踏板（图 3-2-21）。

② 龈下刮治术需要选择控制速度模式（0.005ml/s），采用 STA 模式，用于致密结缔组织注射。

③ 先将针尖斜面平行并紧靠于牙龈黏膜，同时踩下脚踏板，给数滴药物麻醉黏膜表面，然后顺时针、逆时针 45°角旋转进入黏膜，听到"自动给药"时松开脚踏板，针尖直抵骨面。此时面板显示剩余药量和组织压力（图 3-2-22）。

④ 注射完毕后轻踩脚踏板一次，针头将自动回吸并结束注射。此时需要停留 10 秒后拔除针头，否则残余药液会喷溅出来。

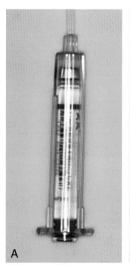

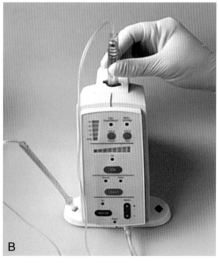

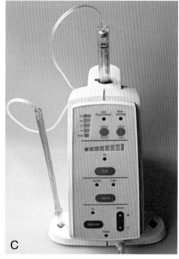

图 3-2-21　将必兰注射液装入手持注射器针筒内，安装手柄、脚踏开关踏板

⑤下颌牙麻醉时,35 和 45 远中舌侧注射需进入牙周膜,当听到 PDL 提示音,面板压力显示达到绿色指示时,表明针尖已进入牙周膜,此时可达到最佳的麻醉效果。

5)STA 无痛麻醉的优点:①匀速给药、设置压力反馈,大幅度降低注射疼痛;②患者没有口唇麻木感,更加舒适;③减轻医师注射疲劳;④注射针柄可以折断而缩短,减少儿童的注射恐惧感。

(2)手持注射枪注射麻醉:目前多选用碧兰注射液,置入压力注射器后麻醉注射。可按上述位点注射,必要时配合上、下颌前庭沟浸润麻醉。

3. 对治疗部位进行详细检查,了解牙周袋深度、探查牙石、根分叉或根面凹陷等根面的解剖和外形(图 3-2-23)。

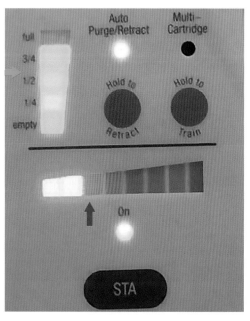

图 3-2-22　STA 无痛麻醉仪的药量和组织压力显示
蓝色箭头:剩余药量显示;红色箭头:组织压力显示

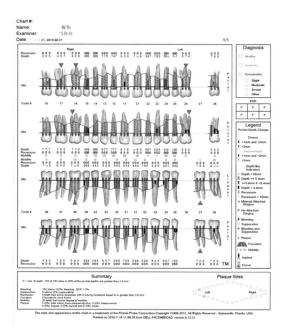

图 3-2-23　Florida 牙周检查表

4. 调节水量,水流量保持在 14~23ml/min,使工作尖周围的组织保持在生理温度范围内,防止工作尖过热对牙周袋内组织造成损害(图 3-2-24,图 3-2-25)。

5. 改良握笔式握持器械(图 3-2-26),以获得最大的稳定性。

6. 将工作尖与根面平行放置,压电陶瓷式洁牙机工作尖的侧面与根面接触(图 3-2-27);磁致伸缩式超声洁牙机工作尖背部或腹部与根面接触(图 3-2-28)。超声刮治时工作尖在根面上的行径路线见图 3-2-29 所示。

7. 超声龈下刮治术后,用探针仔细检查有无遗漏的牙石,如有大块牙石遗留,则重复使用超声波洁牙机;若遗留较细小的牙石,则使用手用器械将其清除干净。

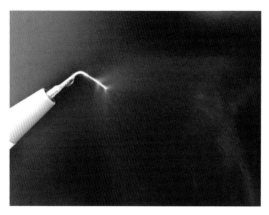

图 3-2-24 水流量过大

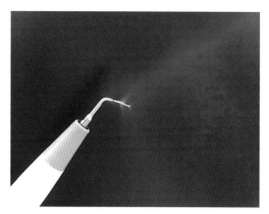

图 3-2-25 水流量适中

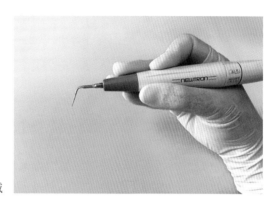

图 3-2-26 改良握笔式握持器械

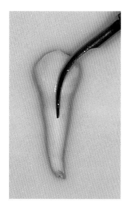

图 3-2-27 压电陶瓷式洁牙机工作尖的侧面平行于牙面

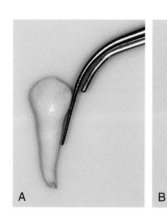

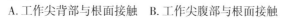

图 3-2-28 磁致伸缩式超声洁牙机工作尖与根面的接触部位
A. 工作尖背部与根面接触 B. 工作尖腹部与根面接触

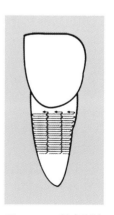

图 3-2-29 超声刮治时工作尖在根面上的行径路线示意图

8. 治疗完成后用3%H_2O_2冲洗,以去除牙周袋内残留的牙石及肉芽组织。冲洗后在牙周袋内涂布碘甘油等药物。

9. 将工作尖和手柄及时刷洗干净,装袋,高压蒸汽灭菌处理。

五、注 意 事 项

1. 操作时工作尖应在牙面上保持连续小幅移动,禁止将工作尖停留在一点上振动而对根面造成损伤。

2. 施加的侧压力要小,尽量不超过1N。

3. 金属超声器械工作尖不能用于钛种植体表面,因其会损伤钛种植体表面结构;也不能用于瓷修复体或粘着的修复体,因其会使修复体崩裂或粘着松脱。上述部位可改用树脂超声器械工作尖或表面覆盖聚四氟乙烯等非金属超声器械工作尖。

4. 龈下刮治术时超声波洁牙机功率的选择　为避免根面损伤,减轻患者疼痛不适感,应尽量采用平均值以下的小功率,并根据具体情况进行适当地调整。

(1) 小功率,功率范围在平均值以下:①牙本质过敏的牙齿;②短期维护治疗的牙齿;③牙石附着松散的牙齿;④去除根面菌斑。

(2) 大功率,功率范围在平均值以上:①坚硬、附着紧密的牙石;②重度牙石的初次治疗。

(3) 中等功率,功率范围在平均值左右:附着力中等程度的牙石。

第三节　手工龈下刮治术

手工龈下刮治术是运用精细刮治器械到达龈下,以去除牙周袋内附着于根面的牙石、菌斑以及部分炎性肉芽组织,达到去除感染物质、促进牙周组织愈合目的。

与超声龈下刮治术相比较,手工龈下刮治术可以进一步去除根面残余的牙石和菌斑、感染的牙骨质及牙周袋内壁肉芽组织。

手工龈下刮治术包括龈下刮治术和根面平整术。两者同时进行,密不可分。目前临床治疗中普遍应用Gracey刮治器,它是匙形刮治器的一种。其他手工龈下刮治器械包括通用型匙形刮治器、锄形器、根面锉等,但在临床上应用不多,本书不做介绍。

一、Gracey 刮治器的结构和特点

Gracey刮治器分为手柄、干、工作端三个部分(图3-3-1)。

1. 手柄　是手握持的部位。

2. 干　是器械开始缩窄到工作端之间的部分。干根据形态不同可以分为直型干和弯型干。

(1) 直型干:用于前牙各面或前磨牙、磨牙的颊舌面(图3-3-2)。

(2) 弯型干:用于前磨牙或磨牙的近远中面(图3-3-3)。

靠近工作端的部分称为下干,下干的功能如下:

(1) 确定工作端角度和位置:当下干平行于牙面,工作端刃面与牙面形成80°角左右,便于刮治(图3-3-4)。

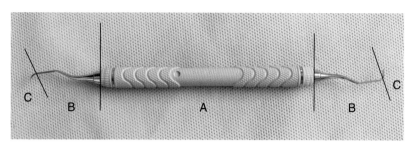

图 3-3-1　Gracey 刮治器结构图
A. 手柄　B. 干　C. 工作端

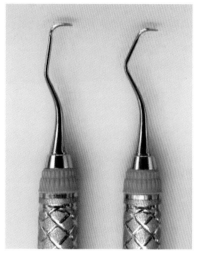

图 3-3-2　直型干
Gracey 5/6 号（左）和 7/8 号（右）

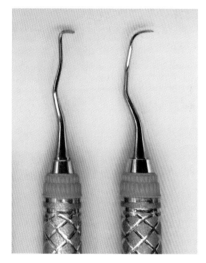

图 3-3-3　弯型干
Gracey 11/12 号（左）和 13/14 号（右）

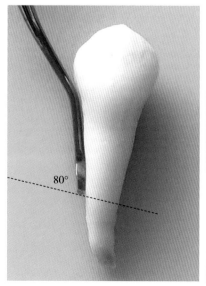

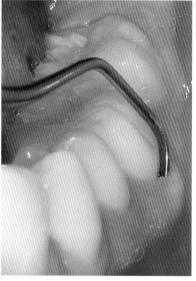

图 3-3-4　下干平行于牙面时，工作端刃面与牙面形成 80° 角

（2）磨砺器械标志：当下干调整至 11 点位置时，便于磨砺工作刃缘。

3. 工作端　是进行龈下刮治术和根面平整术时的工作部位。可分为刃面、背部、侧面、刃缘以及尖端（图 3-3-5）。

4. Gracey 刮治器工作端的特点

（1）单侧工作刃：通用型匙形器双侧均为工作刃，而 Gracey 刮治器为单侧工作刃。工作刃的判断原则：

1）口腔外观察法

① 直视工作面，边缘较长的一侧为工作刃（图 3-3-6）；

② 下干与地面垂直，较低的一侧刃缘为工作刃（图 3-3-7）；

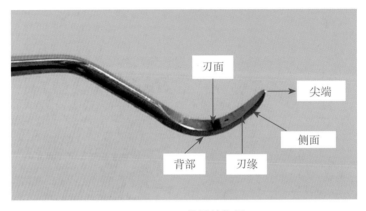

图 3-3-5　工作端结构图

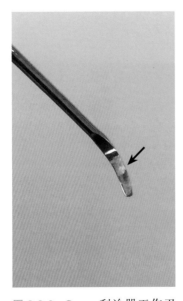

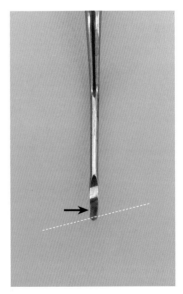

图 3-3-6　Gracey 刮治器工作刃判断

直视工作端，边缘较长的一侧为工作刃（箭头示）

图 3-3-7　Gracey 刮治器工作刃判断

下干与地面垂直，边缘较低的一侧为工作刃（箭头示）

2）口腔内观察法：下干平行于欲刮治的牙面，如不能看到刃面为正确，靠近牙面的刃缘为工作刃；如能看到刃面为放置错误，远离牙面的刃缘为工作刃（图 3-3-8）。

（2）工作端与下干角度：通用型刮治器工作端与下干呈 90° 角。Gracey 刮治器工作端与下干为 70° 角，刮治时将低位的一侧贴近刮治根面，更有利于牙石的清除（图 3-3-9）。

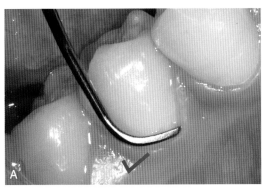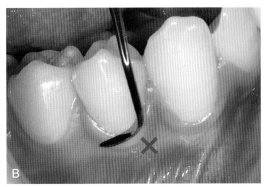

图 3-3-8 口腔内观察判断 Gracey 刮治器工作刃

A. 下干贴合牙面，看不见工作面，工作刃放置正确 B. 下干贴合牙面，可见工作面，工作刃放置错误

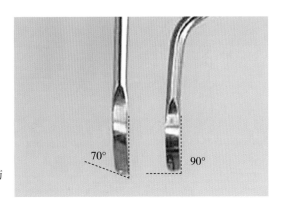

图 3-3-9 通用型匙形刮治器（右）与 Gracey 刮治器（左）工作端的比较

二、Gracey 刮治器的种类和应用

Gracey 刮治器分为标准型和改良型两大类。为了更好地使器械深入牙周袋内刮除感染组织，应根据不同牙位、牙面、解剖部位、深度等选择不同类型的 Gracey 刮治器。不同刮治器具有不同的牙面特异性。

1. 标准型 Gracey 刮治器 目前国际上普遍使用标准型 Gracey 刮治器，共 7 支，均为双头成对，编号为 1~14 号。最常用的是其中的 4 支，分别为 5/6 号、7/8 号、11/12 号、13/14 号。与通用型匙形器相比，每支刮治器只适用于特定的牙位和牙面，即具有牙位特异性和牙面特异性。

不同编号的 Gracey 刮治器主要区别在于干部的设计（图 3-3-10）。

目前几种常用的 Gracey 刮治器系列产品见 图 3-3-11。

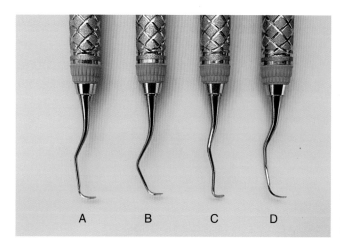

图 3-3-10 常用的标准型 Gracey 刮治
器干部设计
A. Gracey 5/6 号　B. Gracey 7/8 号
C. Gracey 11/12 号　D. Gracey 13/14 号

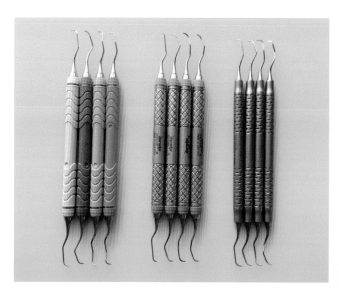

图 3-3-11 常用的 Gracey 刮治器系列
产品

2. 改良型 Gracey 刮治器　是在标准型刮治器的基础上进行改良,针对不同情况的牙周袋提供更多的选择。

(1) Gracey Rigid 型刮治器:即加强型 Gracey 刮治器,增加颈部直径,硬度也较标准型刮治器大,但弹性较差,主要用于去除较多或较坚硬的牙石。刃部与标准型 Gracey 刮治器一致(图 3-3-12)。

(2) Gracey Extra Rigid 型刮治器:即超硬型 Gracey 刮治器,超大颈部直径,硬度也更大,主要用于去除较多或较坚硬的牙石。Gracey 11/12 号和 13/14 号刮治器即设计此型(图 3-3-13)。

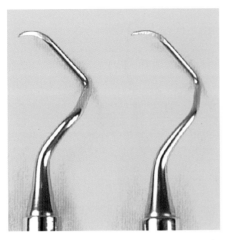

图 3-3-12 Gracey Rigid 型刮治器(左)与标准型 Gracey 刮治器(右)

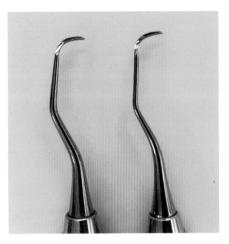

图 3-3-13 Gracey Extra Rigid 型刮治器(左)与标准型 Gracey 刮治器(右)

(3) Gracey After Five 型刮治器:其干部较标准型刮治器长约 3mm,刃部宽度减少10%,这种设计主要针对较深和较窄的牙周袋,便于器械的深入(图 3-3-14)。

(4) Gracey Mini Five 型刮治器:与 Gracey After Five 型刮治器相似,它的下干部较标准型长 3mm,刃部宽度减少 10%,但刃部长度较标准型短 50%。主要针对窄而深的牙周袋、根分叉部位以及牙面上的发育沟(图 3-3-15)。

各型 Gracey 刮治器比较见图 3-3-16 及表 3-3-1 所示,刮治区域见图 3-3-17 所示。

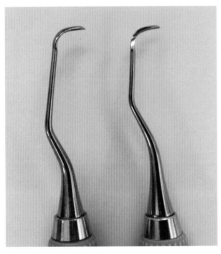

图 3-3-14 Gracey After Five 型刮治器(左)与标准型 Gracey 刮治器(右)

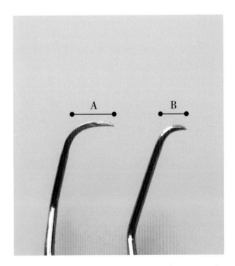

图 3-3-15 标准型 Gracey 刮治器(左)与 Gracey Mini Five 型刮治器(右)比较 Mini 型刃部长度 B 较标准型刃部长度 A 短 50%;下干部长度较标准型长 3mm

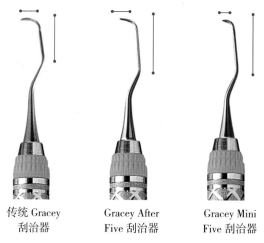

传统 Gracey　　Gracey After　　Gracey Mini
刮治器　　　　Five 刮治器　　　Five 刮治器

图 3-3-16　各型 Gracey 刮治器比较

表 3-3-1　各型 Gracey 刮治器比较

类型	干部的设计及直径	刃部长度	刃部宽度	型号及应用区域（图表颜色匹配）
标准型	标准	标准	标准	**1/2, 3/4, 5/6** 7/8, 9/10 11/12, 15/16 13/14, 17/18*
加硬型	标准设计增加颈部直径	标准	标准	**1/2, 3/4, 5/6** 7/8, 9/10 11/12, 15/16 13/14, 17/18*
After Five 型	加长下干标准直径	标准	减少 10%	**1/2, 3/4, 5/6** 7/8 11/12, 15/16 13/14
加硬 After Five 型	加长下干增加颈部直径	标准	减少 10%	**1/2, 3/4, 5/6** 7/8 11/12, 15/16 13/14
Mini Five 型	加长下干标准直径	减少 50%	减少 10%	**1/2, 3/4, 5/6** 7/8 11/12, 15/16 13/14
加硬 Mini Five 型	加长下干增加颈部直径	减少 50%	减少 10%	**1/2, 3/4, 5/6** 7/8 11/12, 15/16 13/14
微型 Mini Five 型	加长下干标准直径	减少 50%	比 Mini Five 型减少 20%	**1/2** 7/8 11/12 13/14

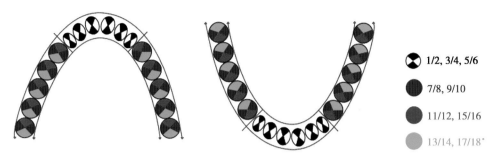

图 3-3-17 各型 Gracey 刮治器刮治的区域

3. Gracey 刮治器的牙面特异性

Gracey 1/2 号、3/4 号:适用于前牙各面。

Gracey 5/6 号:适用于前牙各面、牙列中所有牙齿的深牙周袋。

Gracey 7/8 号、9/10 号:适用于前磨牙和磨牙的颊舌面、深凹陷和根分叉区域。

Gracey 11/12 号:适用于前磨牙和磨牙的近中面、凹陷和根分叉区域。

Gracey 13/14 号:适用于前磨牙和磨牙的远中面。

Gracey 15/16 号:适用于后牙的近中面(图 3-3-18),较 Gracey 11/12 号更易进入,需要较小的开口度。

图 3-3-18 Gracey 11/12 号刮治器与 Gracey 15/16 号刮治器比较
A. 左为 Gracey 11/12 号,右为 Gracey 15/16 号
B. Gracey 11/12 号进入口腔内时需要更大的开口度   C. Gracey 15/16 号较 Gracey 11/12 号下干加长,角度更有利于平行于近中面,需要较小的开口度

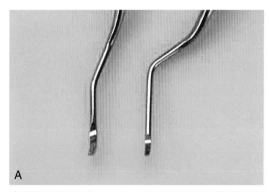

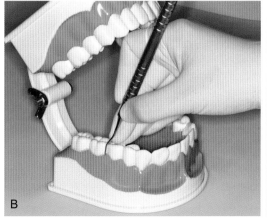

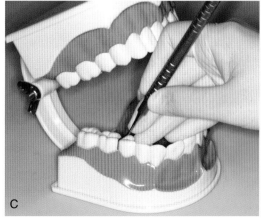

Gracey 17/18 号：适用于后牙的远中面（图 3-3-19），刃部较 Gracey 13/14 号短 1mm，有利于整个刃部进入牙周袋，角度更易于进入第二磨牙和第三磨牙远中区域，避让对侧牙弓，开口度不需过大。

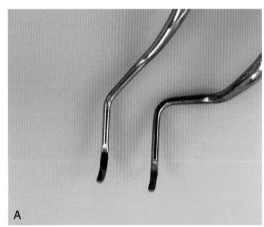

图 3-3-19　Gracey 13/14 号刮治器与 Gracey 17/18 号刮治器比较
A. Gracey 13/14 号（左），Gracey 17/18 号（右）
B. Gracey 13/14 号进入口腔时需要更大的开口度
C. Gracey 17/18 号进入口腔时需要较小的开口度

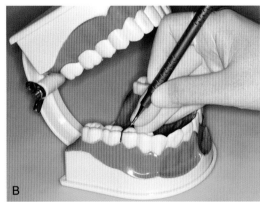
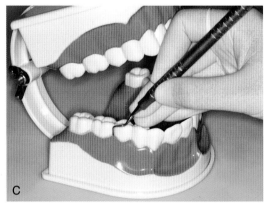

三、手工龈下刮治术的操作要点

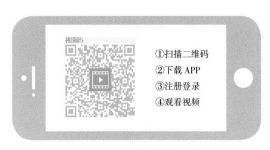

①扫描二维码
②下载 APP
③注册登录
④观看视频

视频 5　Gracey 刮治器龈下刮治术

行手工龈下刮治术时，器械的握持、支点的放置、进入牙周袋及刮治时的角度决定刮治的效率，同时正确的刮治手法及器械的角度有助于保护牙周软组织。刮治术前应做好相关器械的准备（图 3-3-20），并注意操作时医护之间的密切配合（图 3-3-21）。

1. 器械的握持手法　改良执笔式（图 3-3-22），其要点如下：

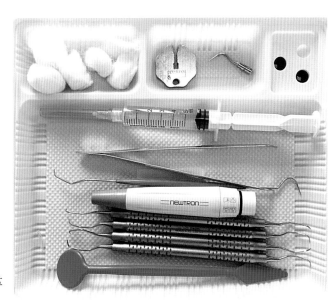

图 3-3-20 刮治器械盘的准备

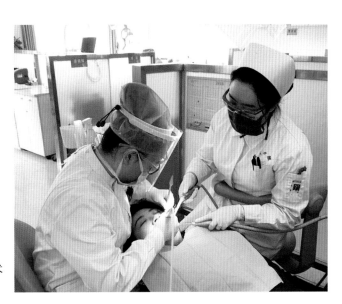

图 3-3-21 龈下刮治术过程中医护配合

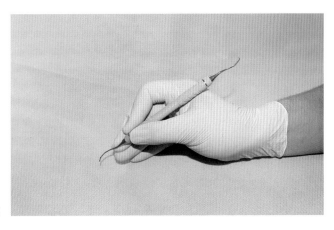

图 3-3-22 改良执笔式

（1）拇指和示指应握住器械手柄,尽量靠近干部。

（2）中指抵住干部。

（3）无名指紧靠中指,建立支点。

在改良执笔式中,各个手指的位置和作用如表 3-3-2 所示。

表 3-3-2　改良执笔式中手指的位置及功能

手指	位置	功能
中指	指甲侧方抵住干部	保持器械稳定,传递根面指感
示指	中指同侧上方柄部	握持和稳定器械
拇指	示指和中指之间对侧的柄部	握持和稳定器械
无名指	紧靠中指,置于牙面上	作为支点,稳定手部
小指	可置于牙面或紧靠无名指	龈下刮治时一般不发挥作用

2. 支点的放置　支点是在医师进行龈下刮治术时其手部的支撑点,有了良好的支点才能稳定器械,以进行有效的龈下刮治。支点分为口内支点和口外支点,建议进行龈下刮治术时最好使用口内支点。

（1）口内支点

1）同颌支点:前牙和前磨牙的刮治均可以选择同颌支点,特点是距离短,支点比较稳定。支点位于被刮治牙的同颌邻牙,一般间隔 1~4 颗牙（图 3-3-23）。

2）对颌支点:刮治上、下颌磨牙时,由于黏膜、肌肉组织等阻挡,保持器械的刮治角度时很难将支点放置在同颌,此时可以选择对颌支点（图 3-3-24）。

（2）口外支点:刮治右侧后牙的颊面时,支点一般位于口外皮肤。使用口外支点刮治时,刮治上颌时一般掌心向上,刮治下颌时一般掌心向下（图 3-3-25）。

（3）支点选择和建立的注意事项

1）支点一般放置于牙齿的切缘或颊殆、舌殆线角上（图 3-3-26）。

2）最好不要将支点放置在被刮治牙上,因为这样很容易在刮治时被器械刺伤手指。

3）支点不能放置在松动牙或支撑性差的牙上（如大面积龋坏的牙）,不但不能获得稳定支点并且可能给已病变的牙造成更大的负担。

4）支点放置前最好擦干牙面,以免因唾液造成手指滑脱。

5）口外支点因为放置于软组织上,可能会使刮治时支点不稳,所以原则上应尽量选择口内支点。

3. 刮治时器械的使用方法　龈下刮治术是肉眼不能直视的操作,所以刮治时的手感和方法非常重要。

（1）使用尖探针探查龈下牙石（图 3-3-27）:在刮治术的前后可用尖探针探查龈下牙石的大小和位置。当用尖探针探诊牙面有如下感觉时,相应的可能情况应加以分析。

1）较大的圆缓起伏感:存在大块牙石,刮治后消失。

2）根面粗糙和砂砾感:细小牙石或成片牙石,刮治后消失。

3）陡锐的起伏感:根面牙骨质不规则钙化隆起,多次刮治后仍存在。

4）明显的凹陷区域:根面龋。

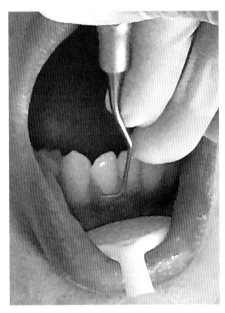

图 3-3-23　同颌支点

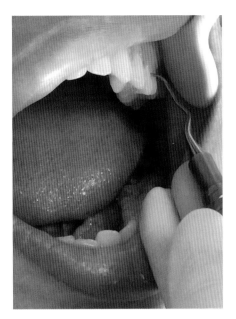

图 3-3-24　对颌支点

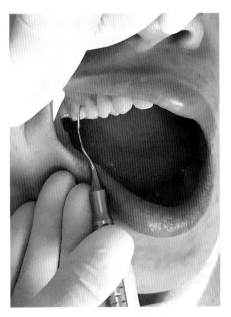

图 3-3-25　口外支点

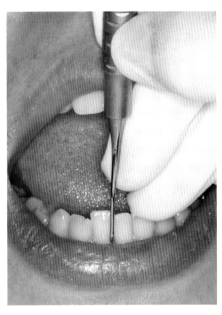

图 3-3-26　支点位于切缘

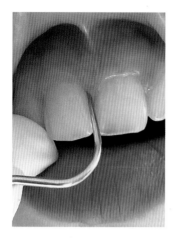

（2）器械工作时的角度选择（图 3-3-28）：刮治器进入牙周袋内时工作面与牙根面应为 0° 角，防止损伤牙周软组织；随后将工作面角度增加至 45° 左右，探查龈下牙石；探查到牙石后将工作面角度增至约 80° 角时进行刮治，此时下干部与牙面平行；刮治结束后再以 0° 角退出牙周袋。

图 3-3-27　尖探针探查龈下牙石

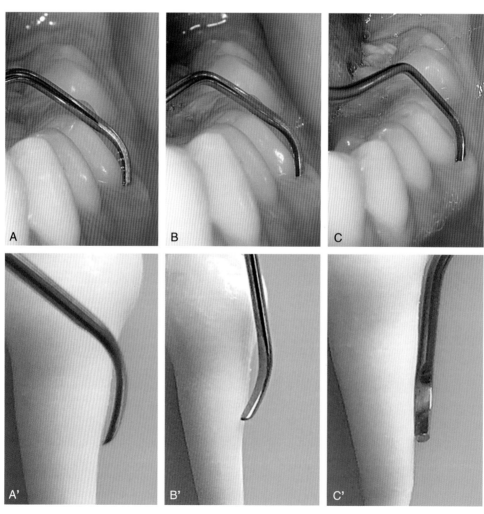

图 3-3-28　刮治器工作面与牙面成角的选择
A（A'）.0° 角进入牙周袋　B（B'）.45° 角探查牙石　C（C'）.80° 角进行刮治

（3）刮治时工作端的使用（图 3-3-29）：将工作端分为根部、中部、尖部三个部分，刮治时工作端的尖 1/3 贴紧根面进行刮治，否则可能刺伤牙龈。

（4）刮治的方向（图 3-3-30）：刮治时有水平、垂直、斜向三种方向，注意不要有根向的动作。动作之间要有叠加，反复进行，避免遗漏。

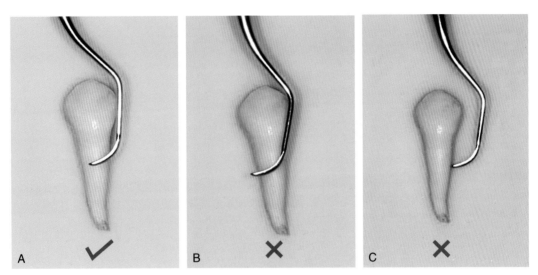

图 3-3-29 刮治器工作端的使用
A. 下 1/3 接触（正确） B. 中 1/3 接触（错误） C. 尖端接触（错误）

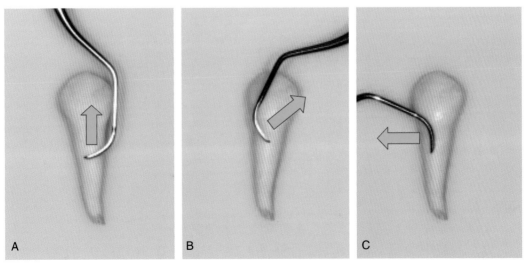

图 3-3-30 刮治时的方向
A. 垂直向刮治 B. 斜向刮治 C. 水平向刮治

（5）刮治的动作和力量

1）刮治的动作:短刮,幅度为 1~2mm,一般不超过牙周袋缘;刮治范围之间有重叠,避免遗漏;前臂、腕部和手形成一个运动整体,以前臂为发力点,避免手指的屈伸运动。

2）侧压力量:去除牙石,采用中度或重度侧压力;进行根面平整术时,使用中度至轻度侧压力;探查根面,则使用轻度侧压力。注意切勿使用过重的侧压力,否则容易导致根面沟槽、划痕,也可能加重牙周创伤,甚至引起牙髓症状,并导致患者的心理创伤等。

（6）刮治后内容物的取出和处理:左手示指和拇指捏持一块 0.2% 复方氯己定浸润棉球（图 3-3-31）,刮治器刮除的根面牙石（图 3-3-32）、牙周袋内壁肉芽组织（图 3-3-33）擦拭在棉球之上,发挥清洁和消毒作用。

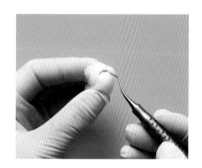 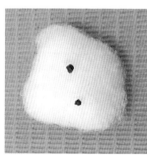 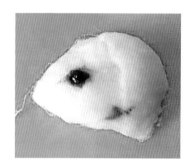

图 3-3-31　手持复方氯己定棉球　　　图 3-3-32　牙石　　　图 3-3-33　肉芽组织

四、手工龈下刮治术刮治的区段和顺序

为避免遗漏被刮治的部位,需要按照一定的顺序进行刮治。

1. 刮治的区段　根据牙周炎症的严重程度,可以分为全口一次性刮治、半口刮治、单一象限刮治及单一区段刮治。

（1）全口一次性刮治:适合于轻度牙周炎症,或牙周维护期刮治。

方法:全口牙齿一次同时完成治疗（图 3-3-34）。

（2）半口刮治:适合于中度牙周炎症。

方法:每次刮治半口牙齿,每周一次。组合方式可以为 1、2 象限（上颌）,3、4 象限（下颌）,1、4 象限（右侧）或 2、3 象限（左侧）。

可以分为上、下颌牙齿两次刮治（图 3-3-35）或左、右侧牙齿两次刮治（图 3-3-36）。

（3）单一象限刮治:适合于重度牙周炎症。

方法:将全口牙分为右上、左上、左下和右下四个象限,每次刮治一个象限（图 3-3-37）,一周一次。

（4）单一区段刮治:适合于伴全身疾病、耐受力差的重度牙周炎。

方法:一般分为 6 个区段（图 3-3-38）,18—14、13—23、24—28、34—38、33—43、44—48。

2. 刮治顺序　为防止遗漏,应按照一定的刮治顺序进行刮治。一个区段或象限内,我们推荐采用由远中至近中,由颊（唇）侧至舌（腭）侧的顺序（图 3-3-39）。

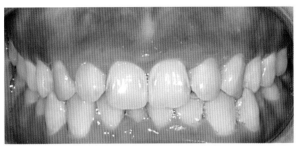

87654321		12345678	
87654321		12345678	

图 3-3-34　全口一次性刮治(轻度牙周炎)

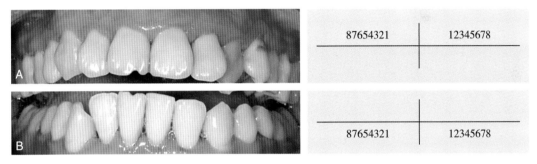

87654321		12345678	
87654321		12345678	

图 3-3-35　上、下颌半口刮治(中度牙周炎)
A.上半口刮治　B.下半口刮治

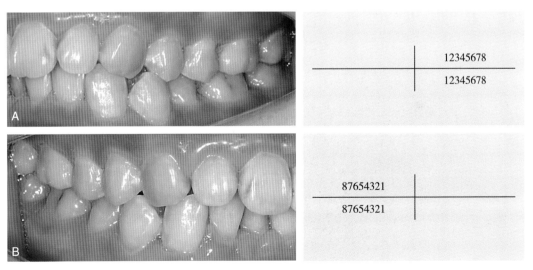

		12345678	
		12345678	
87654321			
87654321			

图 3-3-36　左右侧半口刮治(中度牙周炎)
A.左侧半口刮治　B.右侧半口刮治

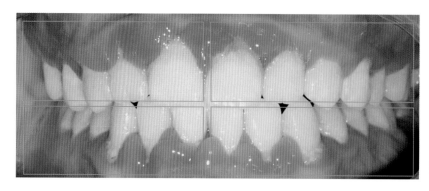

图 3-3-37　单一象限刮治(重度牙周炎)

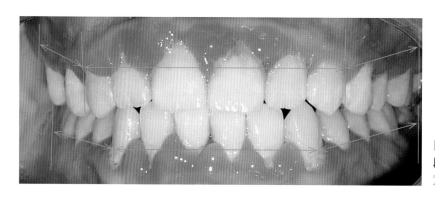

图 3-3-38　单一区段刮治(耐受力差的重度牙周炎)

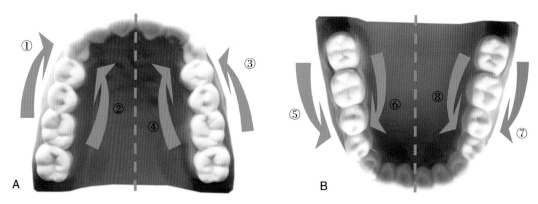

图 3-3-39　刮治顺序

A. 第 1 象限按①→②顺序(18 颊侧→11 唇侧→18 腭侧→11 腭侧),第 2 象限按③→④顺序(28 颊侧→21 唇侧→28 腭侧→21 腭侧)

B. 第 4 象限按⑤→⑥顺序(48 颊侧→41 唇侧→48 舌侧→41 舌侧),第 3 象限按⑦→⑧顺序(38 颊侧→31 唇侧→38 舌侧→31 舌侧)

3. Gracey 刮治器使用顺序　应遵循"从一而终"原则。

（1）可以根据个人习惯，按号依次使用不同型号的 Gracey 刮治器，如按从后向前顺序，13/14 号、11/12 号、7/8 号、5/6 号，每次刮治都遵循此顺序，不宜随意更改，以免遗漏牙面。

（2）当使用每一型号刮治器时，应将治疗区段中所有该刮治器应用区域都刮治完毕，如使用 11/12 号刮治器完成所有后牙近中面刮治，再更换下一型号刮治器。可以避免频繁更换器械浪费时间。

<h2 style="text-align:center">五、医师和患者的体位选择</h2>

刮治不同的牙面时医师和患者需要调整不同的体位，目的是便于正确放置刮治器并建立支点。此时可以提高刮治效率，医师和患者也能获得相对舒适的治疗感受。

1. 医师的体位　牙周科医师临床工作的时间较长，如果长期处于强迫体位，会对腰椎、颈椎、背部和肩部肌肉产生不利影响。建议医师在临床工作时尽量采取正确的体位，即在最接近中性体位的位置实施操作。

医师的中性体位是医师尚未进行刮治时的体位，身体的各个部位能够得到有效的支撑和放松（图 3-3-40）。

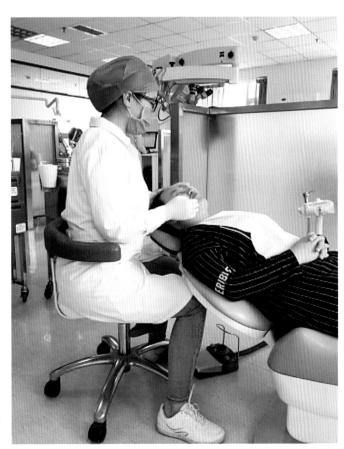

图 3-3-40　医师的中性体位

（1）颈部体位：医师在工作时头颈部的屈曲程度与地面垂直线的夹角最好在 0°~15°，视线尽量与刮治的区域垂直，注意头部不要过度屈曲，不要向一侧倾斜（图 3-3-41）。

（2）背部体位：医师在刮治时理想的体位是上半身与地面呈 90° 角，也可略微向前倾斜，与地面垂直线的夹角最好不要超过 20°。注意不要驼背（图 3-3-42）。

（3）肩部体位：医师肩部自然放平，避免耸肩，抬肩、含胸等不良习惯（图 3-3-43）。

（4）上臂体位：医师上臂自然垂放于身体两侧，若工作时需张开肘部，张开的角度与身体之间最好不要超过 20°（图 3-3-44）。

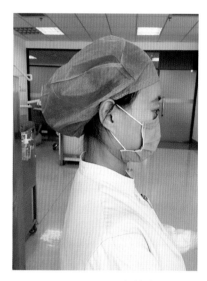

图 3-3-41　颈部体位

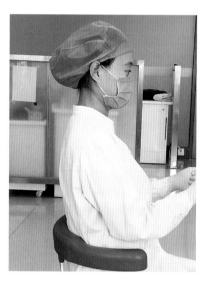

图 3-3-42　背部体位

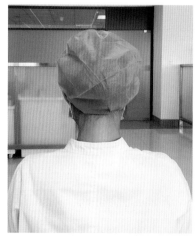

图 3-3-43　肩部体位

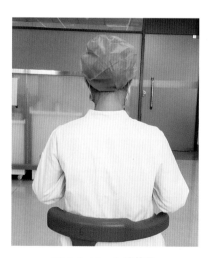

图 3-3-44　上臂体位

（5）前臂体位：医师理想的前臂角度为平行于地面，若操作时需要抬高或降低前臂时，前臂与上臂所形成的夹角在 60°~100° 为宜（图 3-3-45）。

（6）手部体位：医师手部体位一般是拇指侧较高，手腕部的位置与前臂连续呈一条线，避免手腕部向上或向下屈曲（图 3-3-46）。

（7）双腿体位：医师能够完全接触地面；大腿部平行于地面，上半身与大腿部约呈 90°角，大腿部与小腿部约呈 90° 角（图 3-3-47），严禁"跷二郎腿"。

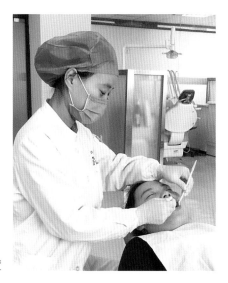

图 3-3-45　前臂与上臂的角度

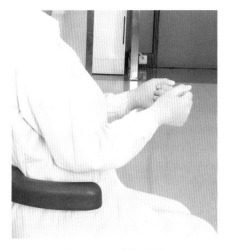

图 3-3-46　手部体位

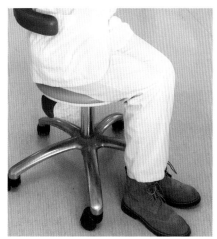

图 3-3-47　腿部体位

2. 患者的体位及与医师的相对位置

1）患者多采取仰卧位。

2）治疗上颌牙时，上半身与地面平行（图 3-3-48A）；上颌𬌗平面与地面呈 45°~90° 角（图 3-3-48B）。

3）治疗下颌牙时，抬高椅背（图 3-3-49A），使下颌𬌗平面平行于地面（图 3-3-49B）。

4）注意调整头部与上半身呈一条直线，否则患者可能有颈部不适感。

5）患者头部的位置应与医师大腿中份平行（图 3-3-50）。

3. 刮治时医师和患者位置的选择 刮治不同区段的牙位时，医师需要调整相对于患者的不同位置，以便于取得更好的视野，便于器械的放置及实施刮治。一般采用时钟进行标注描述，常用四个时点（图 3-3-51）。

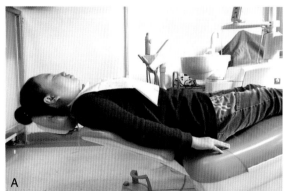
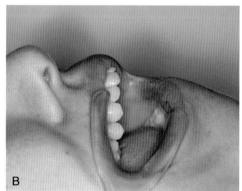

图 3-3-48 治疗上颌牙时患者的体位

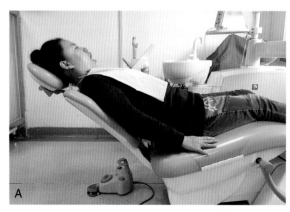
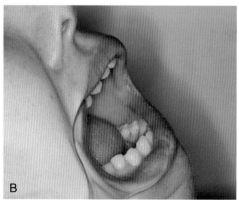

图 3-3-49 治疗下颌牙时患者的体位

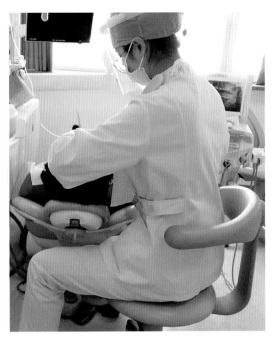

图 3-3-50　患者相对于医师腿部的位置

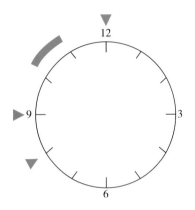

图 3-3-51　刮治时医师位置的时钟标注

6 点位至 12 点位轴为患者位置，红色标注为医师位置

（1）刮治上、下颌前牙的体位：刮治上、下颌前牙舌侧面时均位于 12 点位；刮治唇侧面时分为左、右两部分。

1）刮治上、下颌前牙唇侧面的右半侧时，医师应坐在患者的右前方，相当于 8 点钟方向。患者头稍偏向左侧（图 3-3-52）。

2）刮治上、下颌前牙唇侧面的左半侧时，医师应坐在患者的头侧，即 12 点钟方向。患者头稍偏向右侧（图 3-3-53）。

（2）刮治后牙的体位：后牙区因为位置较靠后及口腔黏膜的阻挡，视野较窄，操作受限，刮治时需要分区段调整体位。

1）刮治右下颌后牙颊侧、左下颌后牙舌侧时，医师应位于患者右侧及右前方，即 8~9 点钟方向。患者头稍偏左侧（图 3-3-54）。

2）刮治右上颌后牙颊侧、左上颌后牙腭侧时，医师应位于患者右侧及右前方，即 8~9 点钟方向。患者头稍偏左侧（图 3-3-55）。

3）刮治左下颌后牙颊侧、右下颌后牙舌侧时，医师应位于患者右后方，即 10~11 点钟方向。患者头稍偏右侧（图 3-3-56）。

4）刮治左上颌后牙颊侧、右上颌后牙腭侧时，医师应位于患者右侧，即 10~11 点钟方向。患者头稍偏右侧（图 3-3-57）。

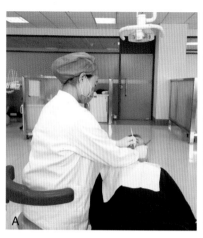 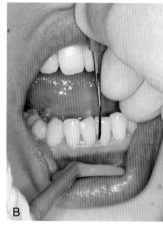 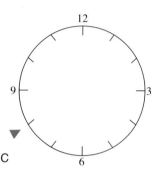

图 3-3-52　刮治上、下颌前牙唇侧面右侧时医师及患者体位
A.医师体位(8 点钟)　B.患者体位(头偏左侧)　C.时钟标注(8 点钟)

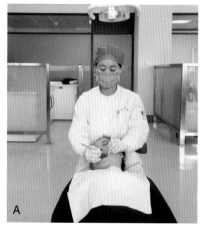 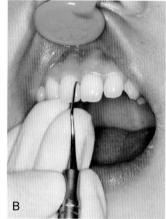 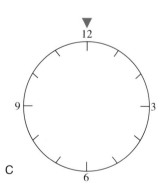

图 3-3-53　刮治上、下颌前牙舌侧及唇侧面左侧时医师及患者体位
A.医师体位(12 点钟)　B.患者体位(头偏右侧)　C.时钟标注(12 点钟)

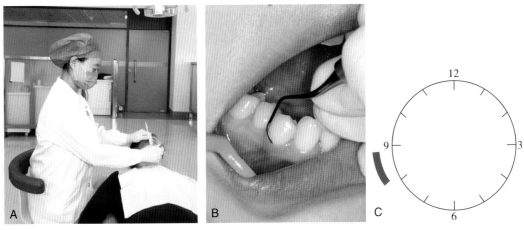

图 3-3-54 刮治右下颌后牙颊侧、左下颌后牙舌侧时医师及患者体位
A. 医师体位（8~9 点钟） B. 患者体位（头稍偏左侧） C. 时钟标注（8~9 点钟）

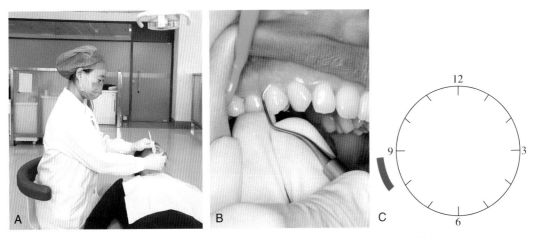

图 3-3-55 刮治右上颌后牙颊侧、左上颌后牙舌侧时医师及患者体位
A. 医师体位（8~9 点钟） B. 患者体位（头稍偏左侧） C. 时钟标注（8~9 点钟）

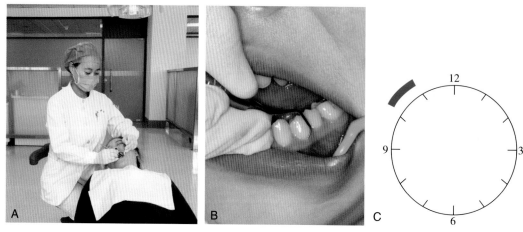

图 3-3-56 刮治左下颌后牙颊侧、右下颌后牙舌侧时医师及患者体位
A.医师体位(10~11 点钟) B.患者体位(头稍偏右侧) C.时钟标注(10~11 点钟)

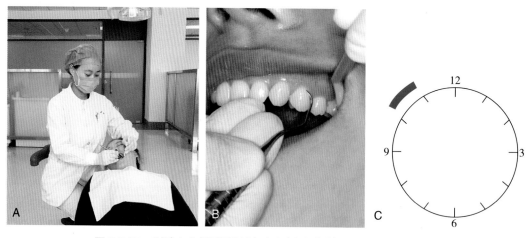

图 3-3-57 刮治左上颌后牙颊侧、右上颌后牙舌侧时医师及患者体位
A.医师体位(10~11 点钟) B.患者体位(头稍偏右侧) C.时钟标注(10~11 点钟)

重点内容：1. 龈下刮治术和根面平整术的适应证和禁忌证。

2. 龈下刮治术和根面平整术的操作流程。

3. 超声波洁牙机工作尖的种类和选择原则。

4. Gracey 刮治器的结构、特点和种类。

5. 常用 Gracey 刮治器应用的牙面区域。

6. Gracey 刮治器操作要点和注意事项。

7. 龈下刮治过程中医师和患者体位的调整原则。

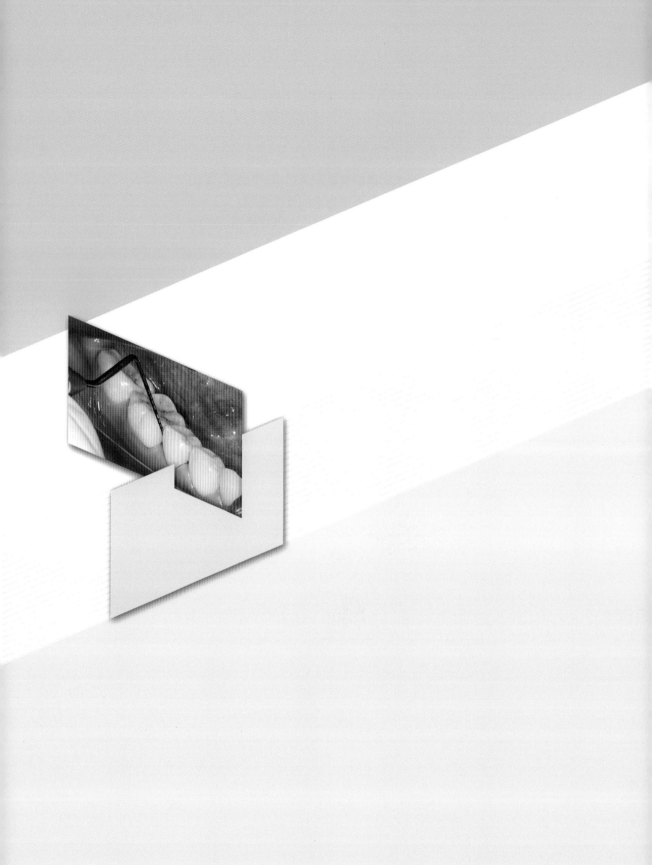

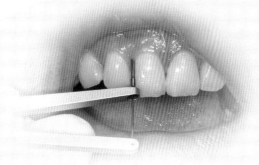

第四章

龈下喷砂术

提要：目前无创和微创治疗是临床治疗的主流趋势。超声器械和手工器械均会给根面造成不同程度的划痕和损伤，而喷砂治疗的突出优点是对根面损伤小，患者舒适度良好，因此已成为日益推广的新技术。本章将重点介绍喷砂治疗的原理，喷砂粉的种类以及龈下喷砂术的操作要点和注意事项。

第一节 喷砂治疗概述

一、喷砂治疗的原理

喷砂治疗是应用压缩空气驱动砂粉晶体颗粒形成高速粒子流,通过细小的砂粉作用于牙齿表面,去除牙面上的污垢(包括色素、菌斑、细小的牙石等),并使牙面更加光滑平整。

二、龈下喷砂治疗的优势

龈下喷砂治疗可进入到深牙周袋、根分叉、种植体表面等传统器械难以到达或清洁的区域,可减少根面菌斑等污物的残留,使根面更光滑平整,延缓菌斑和牙石的再沉积。

近年来,一些学者提出了 GBT(guided biofilm therapy)治疗方案,即以菌斑为导向的牙周治疗方案,提倡优先使用龈下喷砂技术去除牙菌斑。在这一理念支持下,提出如下治疗程序(图 4-1-1):

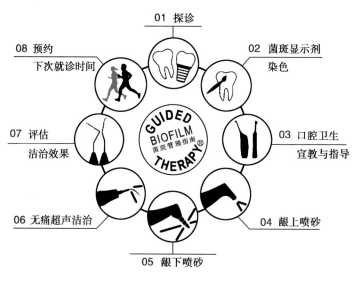

图 4-1-1 GBT 七部曲示意图

探诊→菌斑显示→口腔卫生指导→龈上及龈下喷砂→无痛超声治疗→评估效果→预约下次就诊时间→进入下一个循环。

三、喷砂粉和喷砂机

(一) 喷砂粉

喷砂粉末通常以 0.8% 氧化硅或磷酸三钙处理,以增加疏水性,从而保持粉末的流动特性。目前,用于喷砂治疗的砂粉有以下几种:

1. 碳酸氢钠砂粉（sodium bicarbonate powder，分子式：$NaHCO_3$）

（1）特点：该砂粉粒度大、磨耗性高，砂粉粒度平均为 $250\mu m$（图 4-1-2）。

（2）用途：主要用于龈上喷砂。

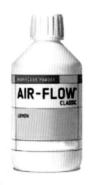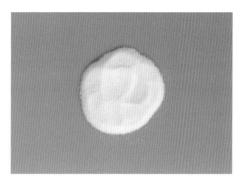

图 4-1-2　碳酸氢钠砂粉

2. 甘氨酸砂粉（glycine）

（1）特点：甘氨酸砂粉粒度为 $63\mu m$ 或更小，为碳酸氢钠砂粉粒度的 1/4，甘氨酸砂粉造成修复材料的损伤程度为碳酸氢钠砂粉的 1/2。略带甜味，极易溶于水。具有抗炎、免疫调节和细胞保护的功能，可抑制细菌的再定植（图 4-1-3）。

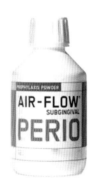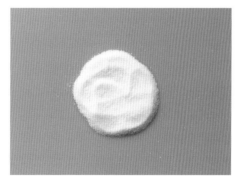

图 4-1-3　甘氨酸砂粉

（2）用途

1）根面平整：对根面损伤小、抛光根面并显著降低牙周袋内的细菌数量，可去除牙周维护期患者牙周袋内 90% 活菌数量。

2）牙周维护：与龈下超声治疗具有相似的临床疗效，但是舒适度更好。

3）种植体维护：有效去除种植体表面菌斑，不损伤钛种植体表面结构。

4）正畸树脂托槽清洁：在不损伤托槽情况下，能有效去除托槽表面附着的菌斑。

3. 赤藓糖醇喷砂粉（erythritol）

（1）特点：赤藓糖醇喷砂粉属于多羟基化合物，无毒、溶于水、中性，可用于食品添加剂。砂粉颗粒粒度小，约为 $14\mu m$，对牙周组织几乎无损伤，可抛光牙面，能有效抑制菌斑生物膜，舒适度高。

（2）用途：用于龈下喷砂，在牙周维护期内，其龈下喷砂的临床疗效与龈下超声相似。

（二）喷砂机

1. 基本原理　高压气流经过喷砂手机头将特制喷砂粉与水一同喷出，作用于牙面或牙根，去除牙菌斑和色素（图4-1-4）。

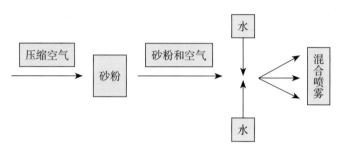

图4-1-4　喷砂机基本原理示意图

2. 结构（图4-1-5）

（1）主机（图4-1-5A）。

（2）粉罐：其装粉容量为50g×2（图4-1-5A）。

（3）手柄：手柄和手柄连线均可单独拆卸，手柄可高温高压消毒（图4-1-5B，图4-1-5C）。

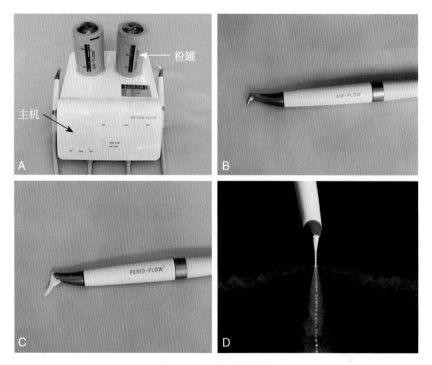

图4-1-5　喷砂机结构

A. 喷砂机主机和粉罐　B. 龈上喷砂手柄和工作尖　C. 龈下喷砂手柄和工作尖
D. 喷砂工作尖的三向喷砂

（4）工作尖、喷嘴：长而细尖，可深入到牙周袋中；同时具有 3 个水平方向出口的空气混合粉末和 1 个垂直方向出口的水，使砂粉、气流和水的混合物均匀地喷向牙周袋内各个方向（图 4-1-5D）。

（5）脚踏控制开关。

第二节　龈下喷砂术操作要点

一、喷砂操作前准备

1. 漱口　患者在治疗前用 0.12%~0.2% 氯己定液含漱 30 秒，进行口腔内消毒，以减少气雾中菌落数量。

2. 医师的防护　为防止交叉感染，建议医师做好安全防护，佩戴防护面罩、帽子、手套（图 4-2-1）。

3. 患者的防护　患者佩戴护目镜或简易防护胸巾（图 4-2-2）；建议患者摘掉眼镜（包括隐形眼镜），患者口唇涂抹凡士林油，防止喷砂粉损伤口唇。

4. 器械的准备　喷砂操作前，护士协助医师做好喷砂相关器械的准备（图 4-2-3）。

视频6
①扫描二维码
②下载 APP
③注册登录
④观看视频

视频 6　龈下喷砂术

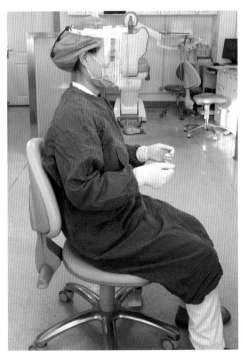

图 4-2-1　喷砂操作前医师的防护

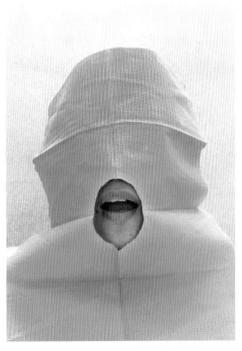

图 4-2-2　喷砂前患者的简易防护

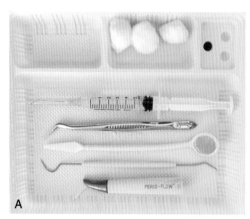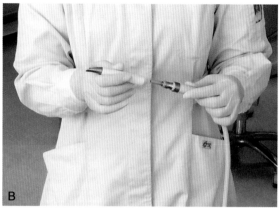

图 4-2-3   喷砂相关器械的准备
A.器械盘的准备   B.喷砂机的准备

二、喷砂操作技术要点

1. 喷砂机调节   功率 50%;水量 50%~100%。禁止在没出水的情况下进行喷砂治疗。
2. 工作尖平行于牙面插入牙周袋内(图 4-2-4)。
3. 工作尖可在牙周袋内的每个操作位点(颊、舌、近中、远中)喷砂 3~5 秒。
4. 工作端需要不间断小范围内环形移动。
5. 在治疗期间配合吸唾管吸唾液(图 4-2-5),并使用强吸去除空气与砂粉的混合物。
6. 若去除牙石则需要配用超声波洁治器械和手工刮治器械。
7. 避免工作尖指向软组织,以免损伤牙龈,形成气肿等。

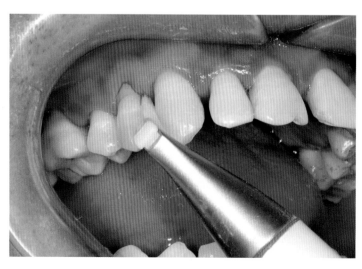

图 4-2-4   工作尖插入牙周袋内

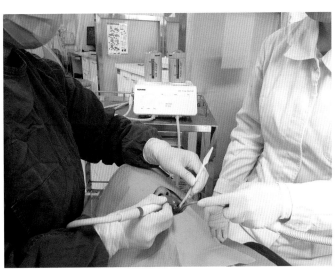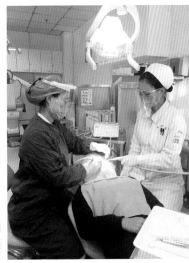

图 4-2-5 喷砂操作时的医护配合

三、喷砂操作后的维护

喷砂操作完成后,应重视喷砂器械的维护(图 4-2-6),保持器械的干净,防止粉室、管道、喷嘴等堵塞。有效的方法是无喷砂粉状态下,开机踩下脚踏板,流水冲刷手柄。

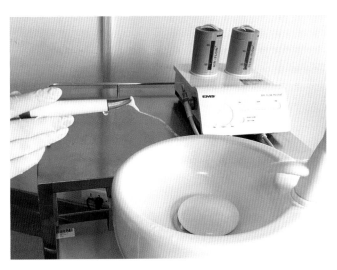

图 4-2-6 喷砂操作后的维护

四、注 意 事 项

1. 出血性疾病患者慎用,如血小板减少患者、白血病患者、未控制的糖尿病患者、血液透析患者等。

2. 急性传染病患者禁用,如急性肝炎活动期、结核病患者等。

3. 呼吸系统疾病患者禁用。

4. 牙周脓肿患者禁用。

5. 建议先喷砂,后刮治,防止发生软组织气肿。

重点内容:1. 喷砂粉的类型和应用范围。
    2. 龈下喷砂术操作前医师和患者的防护。
    3. 龈下喷砂术操作的要点。

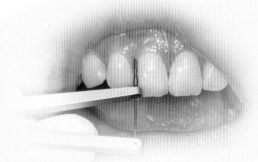

第五章

牙周内镜辅助治疗

提要:本章重点介绍牙周内镜的原理、操作流程及使用注意事项。

第一节 概　述

牙周内镜(periodontal endoscope)是集梯度折射率透镜、光学原理、光学材料、数字成像技术等为一体的新型医疗设备,帮助临床医师诊断和治疗牙周疾病(图5-1-1)。

(一)优点

医师在直视下进行操作,对于龈下刮治术比较容易忽略和难处理的部位,可在内镜辅助下取得更好的治疗效果,有助于提高牙周治疗的效率及临床效果。

(二)原理

光源照射组织表面产生的反射光,通过CCD图像传感器,转变为电信号,经由导线的传递,以数字信息的形式被处理并贮存,然后显示在屏幕上,放大24~48倍。

(三)组成

牙周内镜由能够探入牙周袋内部的内镜光纤手柄(图5-1-2)、传导和采集图像的内镜光纤管鞘装置(图5-1-3)、调节显示器的主控装置(图5-1-4)、显示器(图5-1-5)和供水装置(图5-1-6)组成。

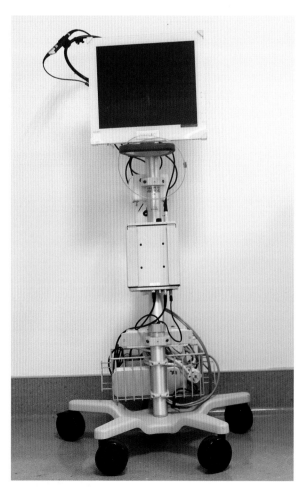

图 5-1-1　主控装置

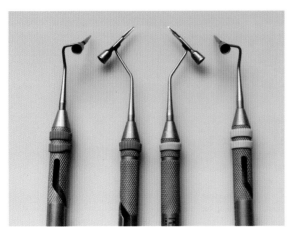

图 5-1-2　内镜光纤手柄

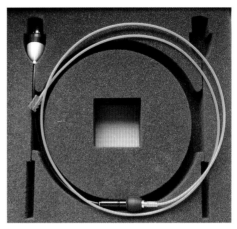

图 5-1-3　内镜光纤管鞘装置

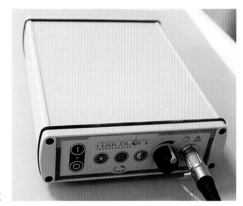

图 5-1-4　主控装置

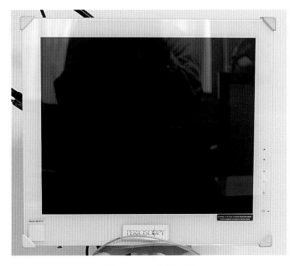

图 5-1-5　显示器

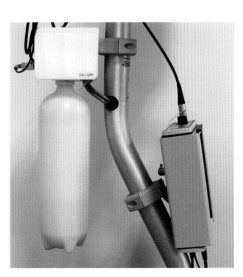

图 5-1-6　供水装置

第二节 牙周内镜的操作流程

牙周内镜的操作流程见图 5-2-1 所示。

1. 术前交代　与患者充分沟通,签知情同意书,评估患者全身状况。
2. 连接装置　术前器械准备(图 5-2-2),连接光导纤维、供水装置及调试牙周内镜(图 5-2-3)。

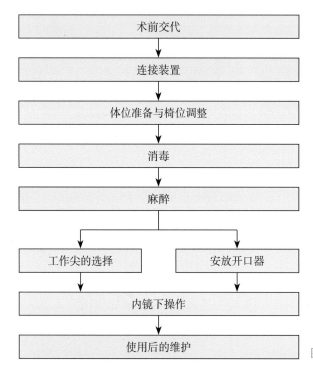

图 5-2-1　牙周内镜技术的操作流程图

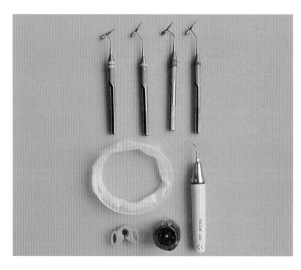

图 5-2-2　牙周内镜的部件准备

3. 体位准备与椅位调整　把牙周检查结果、手柄使用示意图及屏幕调整到可视范围内（图 5-2-4）。

4. 消毒　嘱患者用 0.12%~0.2% 氯己定液或 3% 过氧化氢液含漱 1 分钟，常规碘伏棉球消毒口腔黏膜。

5. 局部浸润麻醉　阿替卡因或利多卡因进行局部浸润麻醉（图 5-2-5）。

6. 工作尖的选择　选择窄而细的工作尖，以便工作尖和内镜探头可同时进入深牙周袋内（图 5-2-6）。

7. 安放开口器　用开口器撑开口角，便于术中操作（图 5-2-7）。

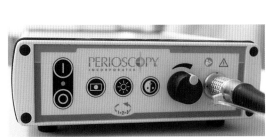
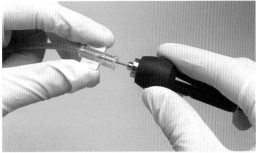

图 5-2-3　牙周内镜的连接与调试

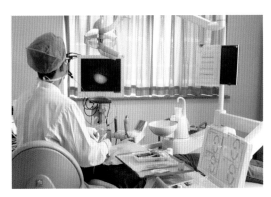

图 5-2-4　体位准备与椅位调整

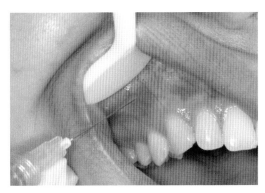

图 5-2-5　局部麻醉

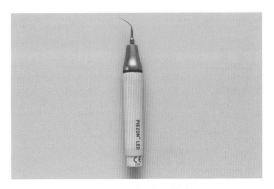

图 5-2-6　超声工作尖

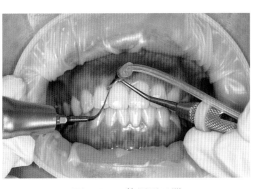

图 5-2-7　使用开口器

8. 内镜光纤手柄的使用　左手持内镜手柄,右手持超声波洁牙机手柄,大多数情况下医师位于 11 点位,当行右下颌颊侧和左下颌舌侧区域洁治时,医师可以位于 9 点位,根据图示进行操作(图 5-2-8)。

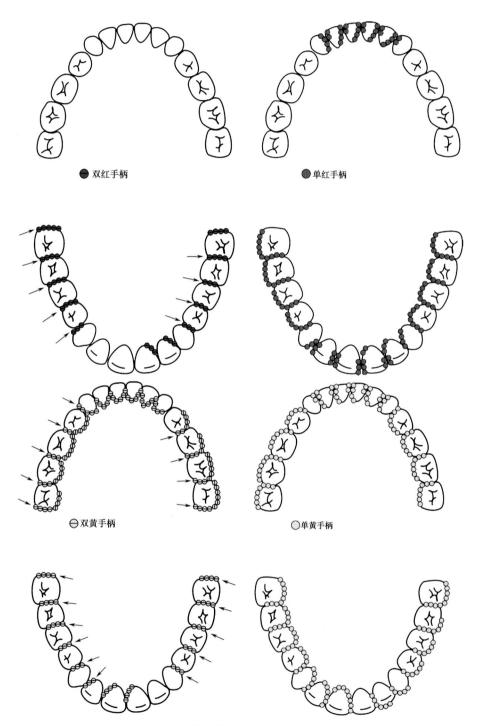

图 5-2-8　牙周内镜光纤手柄的使用示意图

第一象限牙周内镜光纤手柄的使用:双黄手柄(远颊)→单黄手柄(近颊和颊侧)→双红手柄(远舌)→单红手柄(近舌和舌侧)(图 5-2-9)。

第二象限牙周内镜光纤手柄的使用:双红手柄(远颊)→单红手柄(近颊和颊侧)→ 双黄手柄(远舌)→单黄手柄(近舌和舌侧)(图 5-2-10)。

第三象限牙周内镜光纤手柄的使用:单黄手柄(近颊和颊侧)→双黄手柄(远颊、远舌、近舌和舌侧)→单红手柄(下颌前牙)(图 5-2-11)。

第四象限牙周内镜光纤手柄的使用:双黄手柄(远颊、远舌、近颊和颊侧)→单黄手柄(近舌和舌侧)→单红手柄(下颌前牙和近颊)(图 5-2-12)。

9. 牙周内镜下的图像 牙周内镜在牙周疾病的诊断及治疗方面得到广泛的应用。当牙周内镜伸入龈下时可观察到龈下牙根面放大的解剖结构和牙石分布情况(图 5-2-13)。图 5-2-14 中 A~C 为常规刮治后残留的牙石,D~F 为内镜下刮除残留的牙石。牙周内镜下,可以清晰地观察到软硬组织,在可视下进行操作,以微创的方式去除龈下牙石和菌斑,达到最佳的微创治疗效果。

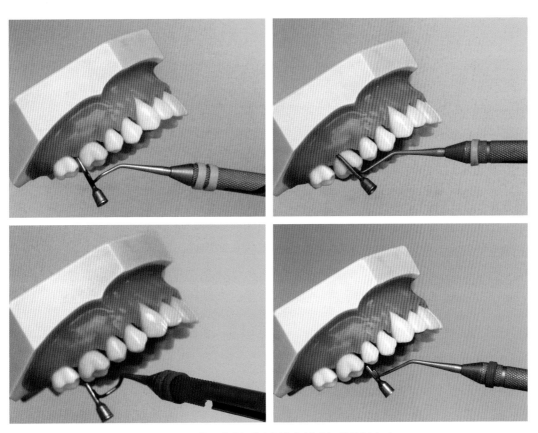

图 5-2-9 第一象限牙周内镜光纤手柄的使用方法

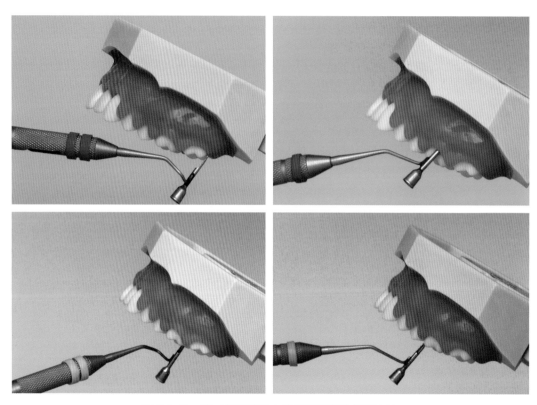

图 5-2-10　第二象限牙周内镜光纤手柄的使用方法

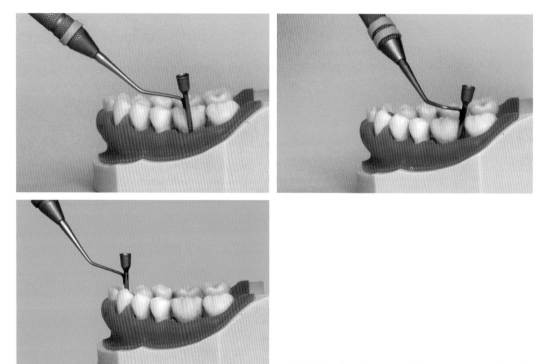

图 5-2-11　第三象限牙周内镜光纤手柄的使用方法

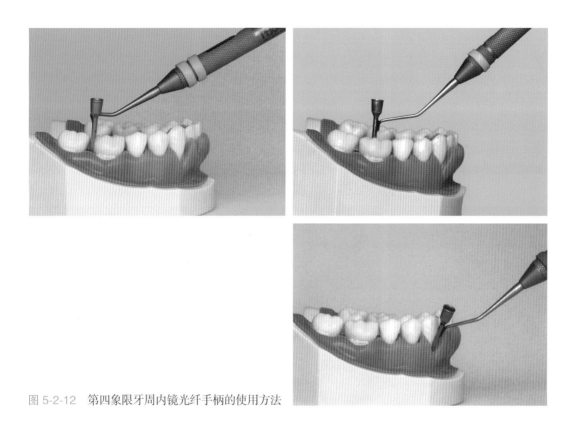

图 5-2-12 第四象限牙周内镜光纤手柄的使用方法

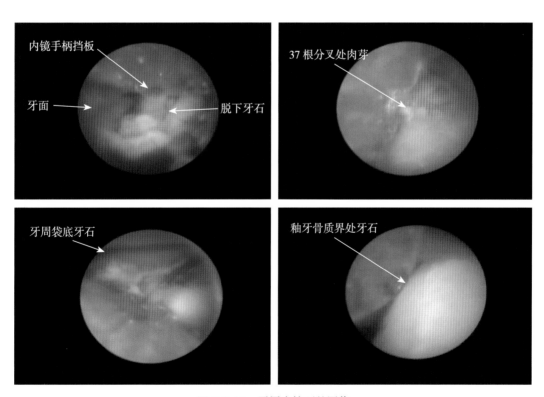

图 5-2-13 牙周内镜下的图像

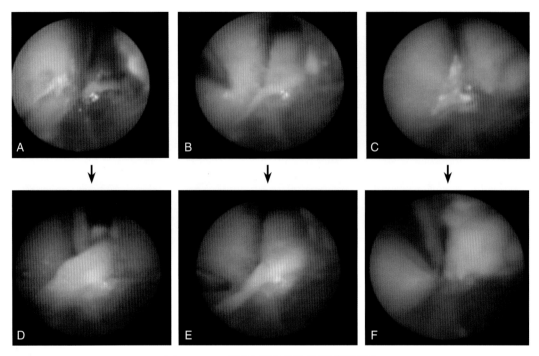

图 5-2-14　牙周内镜下刮除残留牙的牙石

第三节　牙周内镜操作的注意事项

1. 内镜光纤为非常精细易碎的组件,由 10 000 多条玻璃纤维组成。在任何时候都要谨慎小心,不得过度弯曲和拉伸,否则会折断。注意任何时候都不得将套管强行套入光纤(图 5-3-1),强行套入可能会永久性地损坏纤维光纤束。窗口中空管:带有蓝宝石透镜的不锈钢管,每次使用前需检查蓝宝石透镜是否脱落。

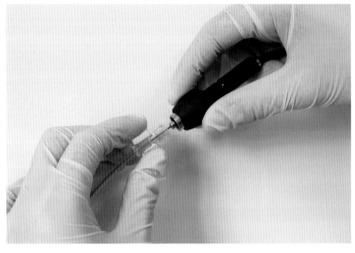

图 5-3-1　不得将套管强行套入光纤

2. 在使用牙周内镜之前先进行龈上洁治,使内镜的探头轻松进入牙周袋内。

3. 当牙周炎症较重、根面出血较多时,会造成手术视野不清,应调大水流或者调节洁治器水流,移动观察袋内情况。

4. 套管系统是以一次性无菌耗材来设计的,只允许使用一次。

5. 使用完毕后,一定要用橘黄色的保护套保护光纤。如果要将设备从一个房间移动到另一个房间,通过移动软臂将光纤移动到显示器前部。

6. 使用前检查,查看内镜远端的镜头,确保没有划痕、碎屑、液体污物或其他瑕疵,并确保镜头完整无损。可以用一块无绒布浸上水或 70% 的异丙醇来轻轻地擦去镜头上的碎屑。检查内镜表面是否有凹陷、凸起、破裂或其他不规则处。检查内镜近端接头的尖端,确保没有划痕、碎屑、液体污物或其他瑕疵。为确保镜头完整无损,可以用一块无绒布轻轻地擦去镜头上的碎屑。

7. 严格使用纯净水,如果无水,或流经系统的水很少,注意检查供水装置控制箱底部的气压表。

重点内容:1. 掌握牙周内镜的操作技术。
　　　　　2. 掌握牙周内镜辅助治疗的操作流程和使用注意事项。

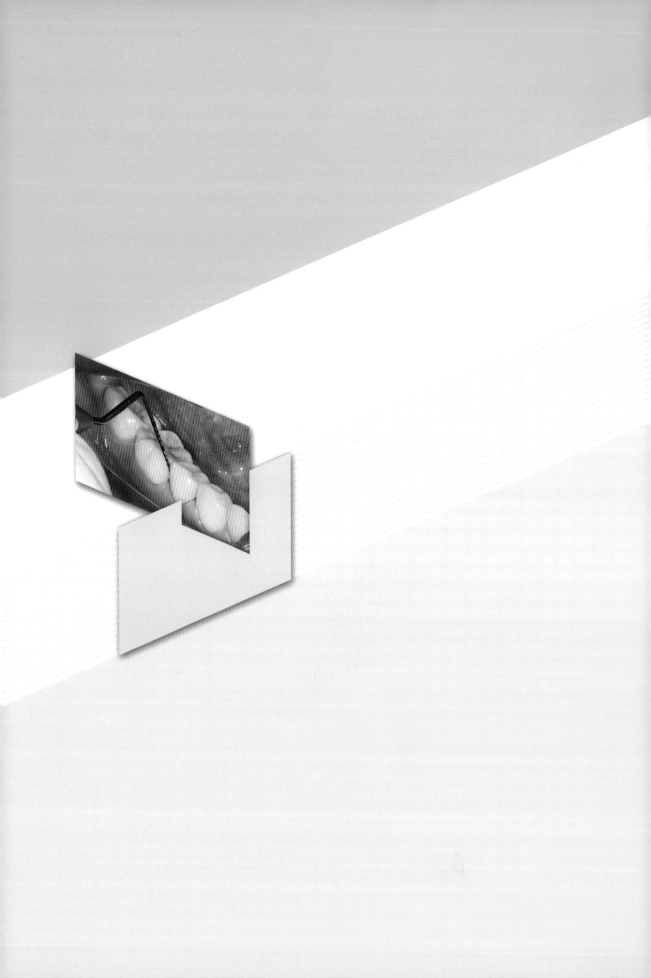

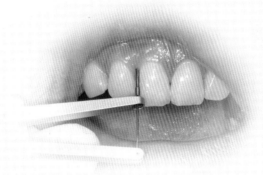

第六章

龈下刮治术的辅助药物治疗

提要:药物治疗是基础治疗和手术治疗的一种辅助方法,为了避免药物滥用,在牙周药物治疗过程中应遵循以下原则:①遵循循证医学的原则,合理使用药物;②用药前应清除菌斑、牙石;③尽量采用有针对性的局部给药途径;④需根据患者不同情况酌情全身用药,以达到最佳的治疗效果。本章将重点介绍牙周病的全身药物治疗,主要包括抗菌类药物、非甾体类抗炎药以及中药等。本章还介绍了含漱、涂布、局部冲洗和牙周袋内缓释药物等牙周病局部给药途径。

牙周药物治疗作为牙周基础治疗和手术治疗的辅助疗法,应遵循以下原则:①合理用药:牙龈炎、轻中度的牙周炎不建议应用抗菌药物;②用药前或用药同时应尽量清除菌斑、牙石,打破牙菌斑生物膜结构,必要时联合用药;③尽量做细菌学检查及药效试验,选择窄谱抗菌药物,减少对口腔微生态环境的干扰;④尽量采用局部用药,减少耐药菌株和毒副作用。

第一节　全身药物治疗

一、常用的全身抗菌药物

1. **硝基咪唑类药物**　主要包括:甲硝唑(图 6-1-1)及其二、三代产品替硝唑、奥硝唑(图 6-1-2)。

(1)适应证:硝基咪唑类药物可有效地杀灭牙龈卟啉单胞菌、中间普氏菌、具核梭杆菌及螺旋体等,对由这些细菌所引起的牙周炎和坏死性溃疡性龈炎具有良好的治疗效果。因不易产生耐药菌株,可与多数常用的抗生素配伍使用。

(2)用法

1)甲硝唑:每次口服 200mg,1 天 3~4 次,连用 5~7 天为 1 个疗程。

2)替硝唑:首日顿服 2g,以后每天 2 次,每次 0.5g,3~4 天为 1 个疗程。

3)奥硝唑:每日 2 次,成人每次 500mg,3~4 天为 1 个疗程。

研究发现,替硝唑和奥硝唑的副作用较甲硝唑小。

(3)不良反应:部分患者可有恶心、胃肠不适的症状;偶有腹泻、皮疹等;长期应用可能出现一过性白细胞减少、周围性神经病变等。大剂量应用有致畸、致癌倾向;妊娠或哺乳期妇女禁用;有血液疾病或肾功能不全者慎用;因为硝基咪唑类药物会抑制乙醇代谢,所以服药期间禁止饮酒。

2. **四环素族类药物**　牙周治疗中常用的四环素族类药物有四环素、多西环素(图 6-1-3)、米诺环素(图 6-1-4)。

(1)适应证:四环素族药物可以抑制多种牙周可疑致病菌,对于伴放线聚集杆菌具有极强的抑制作用,侵袭性牙周炎患者在刮治后应用四环素,可取得较好的临床疗效。此外,四环素族药物还可以抑制胶原酶的活性,适用于糖尿病患者。

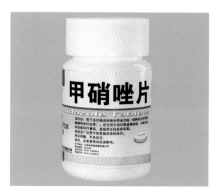

图 6-1-1　甲硝唑

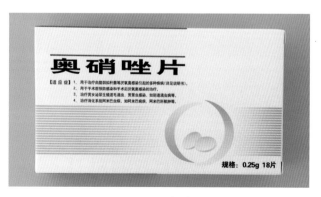

图 6-1-2　奥硝唑

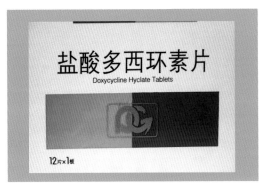

图 6-1-3　多西环素

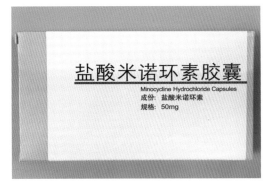

图 6-1-4　米诺环素

（2）用法

1）四环素：每天 4 次，每次 250mg，2 周为 1 个疗程。

2）米诺环素：每次 100mg，每日 2 次，共用 1 周。

3）多西环素：首日 100mg，服用 2 次，以后每天 2 次，每次 50mg，共用 1 周。

（3）不良反应：胃肠道反应，肝、肾功能损害，牙齿着色等。孕妇、哺乳期妇女及 8 岁以下儿童禁用；长期使用会产生耐药菌株，导致菌群失调，可造成二重感染。

3. β- 内酰胺类抗生素　常用的药物有头孢呋辛酯片（图 6-1-5）和阿莫西林（图 6-1-6）等。

（1）适应证：可与甲硝唑联合使用治疗侵袭性牙周炎。

（2）用法：阿莫西林：每次 500mg，口服，每天 3 次，连用 5~7 天为一个疗程。

（3）不良发应：较少，偶有胃肠道反应、皮疹等过敏反应，青霉素过敏者禁用。

4. 大环内酯类抗生素　这类药物的代表药为阿奇霉素（图 6-1-7）和乙酰螺旋霉素（图 6-1-8）。

（1）适应证：该类药物进入人体后，可分布到龈沟液、唾液、牙龈和颌骨中，且在这些部位中的浓度较高，龈沟液中的药物浓度为血清中的 10 倍，在唾液腺以及骨组织中储存的时间长达 3~4 周，缓慢释放，利于牙周病的治疗。

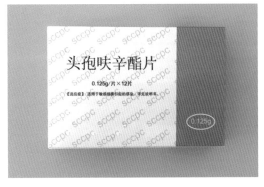

图 6-1-5　达力新（头孢呋辛酯片）

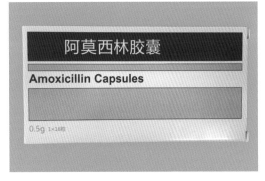

图 6-1-6　阿莫西林

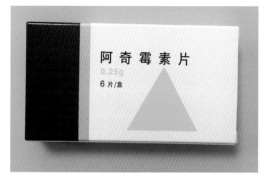

图 6-1-7　阿奇霉素

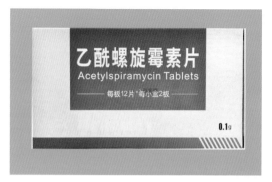

图 6-1-8　乙酰螺旋霉素

（2）用法

1）阿奇霉素：成人初始剂量 500mg，顿服，以后，每天 250mg，顿服，连续服用 4 天。

2）乙酰螺旋霉素：200mg，每日四次，连续服用 5~7 天。

（3）不良反应：该类药物毒性小，副作用少，偶有胃肠道不适反应。

二、调节宿主防御反应的药物

1. 非甾体类抗炎药（NSAIDs）　NSAIDs 治疗牙周炎的可能机制为：①通过抑制环氧化酶 -2 的作用，阻断花生四烯酸代谢产物前列腺素和白三烯的产生；②减少其他炎症细胞因子的产生，如 IL-1、TNF-α 等；③抑制氧自由基的产生及核因子通道 NF-kB 的信号转导。

不良反应：长期使用 NSAIDs，可导致高血压、肾脏疾病和心血管系统疾病的发生。另有研究指出，若服用 NSAIDs 长达 1 年，其胃肠出现严重并发症的风险率为 1%~4%。

常用药物：吲哚美辛、对乙酰氨基酚（图 6-1-9）、布洛芬（图 6-1-10）等。

2. 小剂量多西环素的全身应用　小剂量多西环素有抑制胶原酶降解胶原的作用，这种作用与抗菌作用无关，可能是因为多西环素能够抑制胶原酶和基质金属蛋白酶活性，降低局部免疫反应，促进组织愈合。

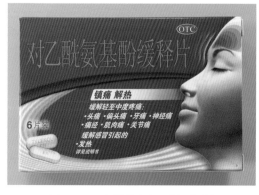

图 6-1-9　泰诺林（对乙酰氨基酚）

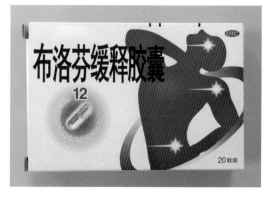

图 6-1-10　芬必得（布洛芬）

3. 预防与治疗骨质疏松的药物

(1) 双膦酸盐类药物:已有研究表明牙周炎的牙齿丧失与骨质疏松有关,预防和控制骨质疏松可能对牙周骨质丧失起到抑制作用。双膦酸盐类药物是一类预防骨质疏松的药物,常用的药物如阿仑膦酸钠(alendronate)(图6-1-11)能减缓与牙周炎相关的牙槽骨吸收。

不良反应:有研究表明双膦酸盐产品 Zometa 和 Aredia 可导致颌骨坏死。所以,此类药物可否应用于临床牙周炎的治疗还有待进一步的研究证实。

(2) 维生素 D$_3$(图6-1-12):维生素 D$_3$ 的作用在伴有糖尿病的牙周炎治疗中逐渐得到了较为深入的探索。维生素 D$_3$ 除了可以缓解结缔组织破坏和骨质吸收外,还具有影响炎症通路、上皮防御以及成骨的作用,无论在血糖控制或是炎症免疫方面都有极大的临床价值。但是,作为新的辅助治疗药物之一,维生素 D$_3$ 在体内全身和局部应用的用量、方法仍要进一步研究。

4. 维生素 C(图6-1-13)　维生素 C 可利于结缔组织的形成和降低毛细血管通透性,增加对感染的抵抗力,参与解毒功能。在牙周基础治疗的基础上辅以替硝唑、螺旋霉素和维生素 C 的联合疗法,对于成人快速进展性牙周炎可以取得较好的治疗效果。

5. 中药的全身应用　根据中医理论,肾虚则齿豁,精固则齿坚。用于治疗牙周病的中药主要由补肾、滋阴、凉血等中药成分组成。研究较多的中药有:以中医古方六味地黄丸(图6-1-14)为基础的固齿丸(图6-1-15)、固齿膏等。据报道,固齿丸治疗牙周炎(尤其是侵袭

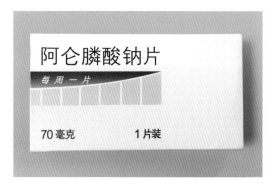
图 6-1-11　阿仑膦酸钠

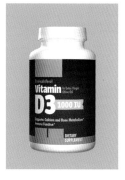
图 6-1-12　维生素 D$_3$

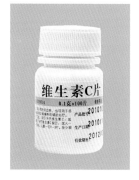
图 6-1-13　维生素 C

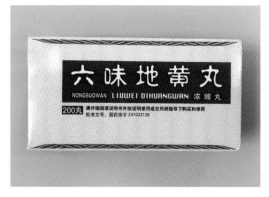
图 6-1-14　六味地黄丸

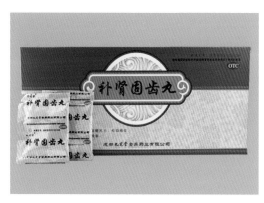
图 6-1-15　固齿丸

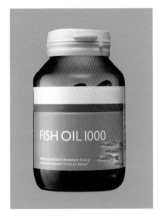

图 6-1-16 深海鱼油

性牙周炎)有较好的临床疗效,可减缓牙槽骨的吸收,延迟复发;关于中药作为牙周病治疗中调节宿主免疫反应的一种辅助方法报道较多。

6. 深海鱼油 研究发现,鱼油和其他含长链多元不饱和 ω-3 脂肪酸的药物可以减少牙周炎的发生。深海鱼油(图 6-1-16)中含有 DHA 和 EPA,DHA 和 EPA 具有多种生理功能,包括预防和治疗心血管疾病,促进脑细胞发育,抗癌和抗炎作用等。目前,DHA 和 EPA 在牙周炎方面的研究主要集中于体内研究,体外研究较少。国外流行病学研究发现,DHA 和 EPA 摄入量以及摄入频率均会影响牙周炎的发生概率。临床研究发现,对牙周病进行系统治疗后的患者,辅以 DHA、EPA 与阿司匹林的联合应用会减轻牙周炎患者的临床症状,但其机制仍不明确。

第二节 局部药物治疗

一、含漱药物

1. 0.12%~0.2% 氯己定液

(1) 适应证:氯己定又名洗必泰,为广谱抗菌剂(图 6-2-1),可作为牙周病、冠周炎、口腔黏膜病等所致的牙龈出血、牙周肿痛及溢脓性口臭、口腔溃疡等症的辅助治疗用药。该药长期使用安全,不易产生耐药菌株。

(2) 用法:0.12%~0.2% 氯己定液每天含漱 2 次,每次 10ml,含漱 1 分钟。

(3) 不良反应:味苦及长时间使用可使牙齿及舌背黏膜着色,含漱后有一过性的味觉改变。可有口腔黏膜烧灼感,少数患者口干,停药后均能自行消失。

2. 3% 过氧化氢液

(1) 适应证:过氧化氢液又名双氧水(图 6-2-2),作为洁治术、刮治术、根面平整术及牙周手术术前的辅助用药。

(2) 用法:术前嘱患者先用 3% 过氧化氢液含漱 1 分钟。

(3) 不良反应:对皮肤和黏膜仅有暂时性刺激,无毒性。

3. 西吡氯烷含漱液

(1) 适应证:西吡氯烷含漱液又称西吡氯铵含漱液(图 6-2-3),主要成分为 1- 十六烷基吡啶氯化物、薄荷脑、聚山梨酯 80 等,对牙菌斑的形成有一定抑制作用,用于口腔疾病的辅助治疗,也可用于日常口腔护理及口腔清洁。

(2) 用法:0.05% 西吡氯烷溶液含漱,每次 15ml,含漱 1 分钟,每天使用 2 次。

(3) 不良反应:可能出现皮疹等过敏反应,口腔、喉头偶可出现刺激感等症状。

4. 三氯羟苯醚

(1) 适应证:对牙龈炎、牙周病及口腔感染具有显著疗效,用于消除口臭。

(2) 用法:每次 15~20ml,含漱 3~5 分钟,早晚各一次。

（3）不良反应：尚不明确。

5. 氟化亚锡液

（1）适应证：抑制菌斑的聚集，起到减轻牙龈炎的作用，可用于牙周疾病的预防和辅助治疗。

（2）用法：0.05%或0.1%的氟化亚锡液含漱。但氟化亚锡不稳定，应使用新鲜配制的药液。

（3）不良反应：尚不明确。

6. 甲硝唑含漱液

（1）适应证：用于牙龈炎、牙周病等口腔炎症的辅助治疗（图6-2-4）。

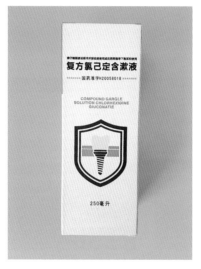

图 6-2-1　氯己定含漱液

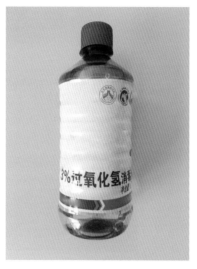

图 6-2-2　过氧化氢液

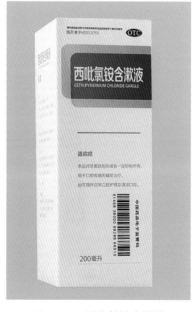

图 6-2-3　西吡氯烷含漱液

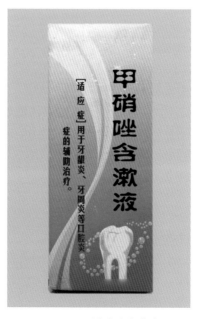

图 6-2-4　甲硝唑含漱液

(2) 用法：每次 10~20ml，先含 30 秒再漱口，一日 3~4 次，1 周为 1 个疗程。

(3) 不良反应：偶见味觉改变和口腔黏膜微刺痛、恶心、呕吐等，停药后可消失。因本品可自黏膜吸收，长期大量使用后可能产生与全身用药相同的不良反应，如可逆性粒细胞减少；头痛、眩晕、癫痫发作和周围神经病变等中枢神经系统症状及发热等其他反应。

二、涂布消炎收敛药物

1. 碘甘油

(1) 适应证：当炎症较重，有肉芽组织增生或形成急性脓肿时，在洁治术和刮治术后可局部涂药（图 6-2-5）。

(2) 用法：洁治术、刮治术及根面平整术后，需由医师将药物置于牙周袋内（图 6-2-6，图 6-2-7）。

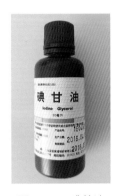

图 6-2-5 碘甘油

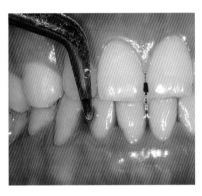

图 6-2-6 用口腔科镊子将碘甘油置于牙周袋内

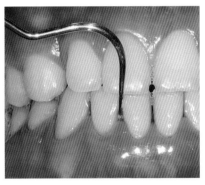

图 6-2-7 用探针将碘甘油置于牙周袋内

(3) 不良反应：偶见过敏反应。

2. 聚维酮碘

(1) 适应证：聚维酮碘溶液即碘伏，具有较好的消炎作用，适用于手、皮肤和黏膜消毒，可用于脓肿引流的术后处理（图 6-2-8）。

(2) 用法：用含有效碘 0.5% 的碘伏棉球或棉棒，擦拭术区（图 6-2-9），取适量，置于脓肿引流的牙周袋内。

(3) 不良反应：高浓度碘伏接触眼睛，可引起灼伤。对碘过敏反应重者可出现喉水肿、哮喘发作或休克等症状。

三、冲 洗 药 物

1. 3% 过氧化氢液

(1) 适应证：洁治术、刮治术及根面平整术后辅助冲洗，有助于清除袋内残余的牙石碎片及肉芽组织。对于治疗急性牙周感染（如急性坏死性溃疡性龈炎）有较好的疗效。也可用于维护期患者的疗效巩固。

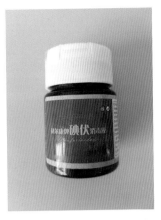 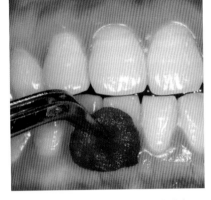

图 6-2-8　聚维酮碘溶液(碘伏)　　图 6-2-9　用 0.5% 碘伏棉球擦拭术区

（2）用法：5ml 注射针筒加弯曲直径为 0.5mm 的钝针头（图 6-2-10）进入龈下 2~3mm，避免产生过大压力，保持针孔畅通。一般按照右上、左上、左下、右下的顺序进行冲洗（图 6-2-11）。

（3）不良反应：对皮肤和黏膜仅有暂时性刺激，无毒性。

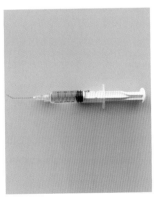 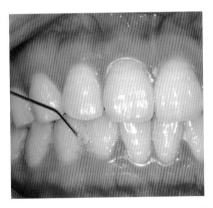

图 6-2-10　钝针头进入龈下　　图 6-2-11　3% 过氧化氢液冲洗右下
2~3mm 冲洗　　　　　　　　颌区

2. 0.12%~0.2% 氯己定液

（1）适应证：牙周病、口腔黏膜病、咽炎及口腔外科手术后口腔感染的控制。

（2）用法：冲洗时针头进入龈下 2~3mm，一般能将药物送至牙周袋深度的 70%~90% 及根分叉区。

（3）不良反应：偶见过敏反应或黏膜浅表脱屑。长期使用能使牙齿着色。

四、缓释抗菌药物

1. 米诺环素

（1）适应证

1）经龈下刮治后，仍有较深的牙周袋并探诊后有出血的患牙（图 6-2-12）。

2）顽固性或复发性牙周炎。

3）急性牙周脓肿或牙龈脓肿引流后。

4）牙周瘘道。

5）冠周炎。

6）不宜全身用药的牙周炎患者。

（2）用法：2% 米诺环素软膏商品名为"派丽奥"（图 6-2-13），药物贮存于特制的注射器内，通过纤细的针头将其导入牙周袋深部，辅助刮治术和根面平整术治疗。研究发现，将 2% 米诺环素软膏在牙周袋内注入后，维持有效抗菌浓度时间可达 1 周，需重复放置 4 次（图 6-2-14）。也可用于牙周植骨术植入骨粉前，在根面涂布 1 分钟，去除玷污层（图 6-2-15，图 6-2-16）。

（3）不良反应：局部刺激、发痒、红肿、肿胀、丘疹、疱疹、用药时胀痛。对四环素类抗生素有过敏史的患者禁用。

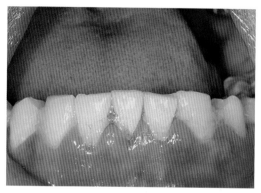

图 6-2-12　龈下刮治术后，仍有较深牙周袋并探诊后出血

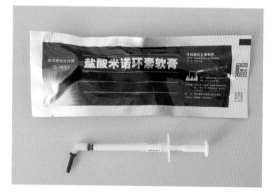

图 6-2-13　盐酸米诺环素软膏

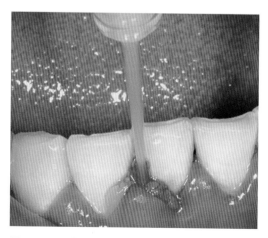

图 6-2-14　药物通过纤细的针头将其导入牙周袋深部

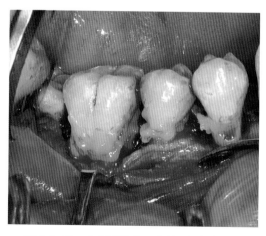

图 6-2-15　在根面涂布 1 分钟，去除玷污层

2. 甲硝唑

（1）适应证：25% 的甲硝唑药棒和凝胶是常用的甲硝唑缓释剂型（图 6-2-17，图 6-2-18）。适用于牙龈炎、牙周炎、冠周炎及口腔溃疡。对牙周脓肿和深牙周袋的患牙治疗效果良好，牙周袋内有效药物浓度维持时间约 2~3 天。

（2）用法：用镊子将药棒或凝胶插入患牙牙周袋处，根据牙周袋或牙龈袋的深度，取适量的甲硝唑作用于患处，1~2 日 1 次，一般 7 天为一疗程。

（3）不良反应：偶见短暂的红斑、干燥、烧灼感和刺激性反应。

牙周病的药物治疗（图 6-2-19）作为牙周基础治疗和手术治疗的一种辅助疗法，可以减少牙周病复发、巩固疗效。

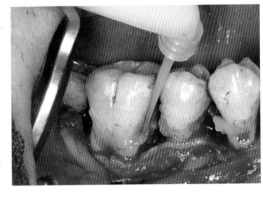

图 6-2-16　牙周植骨术植入骨粉前，涂布 2% 米诺环素软膏

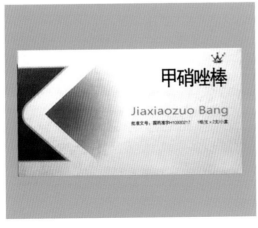

图 6-2-17　甲硝唑棒

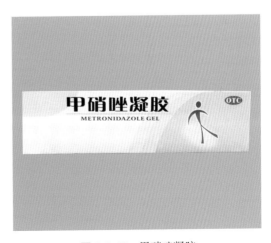

图 6-2-18　甲硝唑凝胶

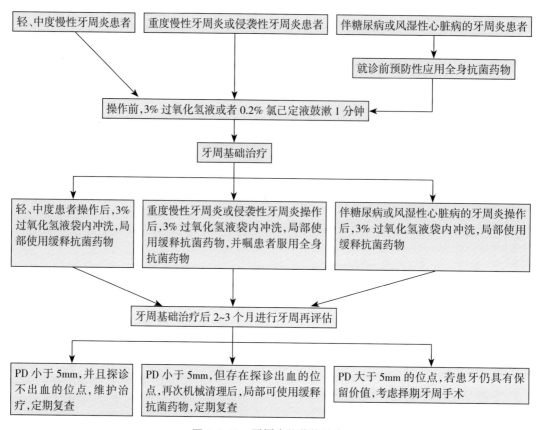

图 6-2-19　牙周病的药物治疗

重点内容: 1. 治疗牙周病常用的全身抗菌药物的种类及用法。
　　　　　 2. 局部牙周用药的途径及常用药物。

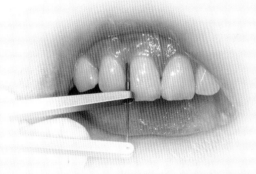

第七章

刮治术后可能出现的并发症及处理

提要:龈下刮治术是在牙周袋内进行,肉眼不能直视,术后常见的并发症有:牙龈出血、牙周脓肿、根面敏感、牙齿松动、发热、颞下颌关节脱位、口唇疱疹及牙龈软组织损伤等。牙周科医师应重点掌握牙龈出血、牙周脓肿、根面敏感这三种常见的并发症及其处理方法。

一、牙龈出血

牙龈出血是刮治术后最多见的并发症(图 7-0-1)。牙龈出血的患者首先要排除全身因素的影响。影响牙龈出血的全身因素包括以下方面:

(一)高血压

当血压升高时会导致炎症部位毛细血管壁破裂;高血压病可引起红细胞、血小板形态改变,导致患者微循环功能、凝血功能障碍,从而出现牙龈出血症状。

(二)血液系统疾病

血液系统疾病包括白血病、血友病、血小板减少性紫癜、恶性贫血等,都可以引起牙龈出血,且自发性出血较多。

(三)女性月经期代偿出血

女性在月经期间,出血倾向较平时更为明显。

(四)长期服用抗凝血药物

心脏瓣膜病、心脏搭桥手术术后等常规服用阿司匹林、华法林等预防血栓形成药物的患者,需定期复查血常规,确认凝血功能无障碍后才可进行复杂的牙周治疗。

(五)肝硬化

肝硬化患者由于正常肝组织减少,肝脏合成凝血因子减少;由于脾功能亢进,血小板破坏增加,凝血机制发生障碍,可发生牙龈出血。

对于伴有全身系统疾病的牙龈出血患者,牙周治疗以应急处理为主,有效的止血方法包括:

1. 应用牙周塞治剂压迫止血(图 7-0-2)。
2. 牙周袋内填塞可吸收明胶海绵(图 7-0-3)。
3. 酚磺乙胺(止血敏)肌内注射 0.25~0.75g(图 7-0-4)。

用药之前应采取的局部治疗措施包括:

1. 刮治术后去除牙周袋内壁残留的肉芽组织及遗留的尖锐牙石。
2. 3% 过氧化氢液冲洗牙周袋(图 7-0-5)。

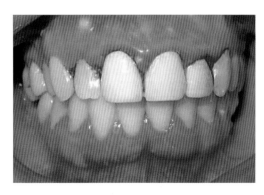

图 7-0-1　刮治术后牙龈出血

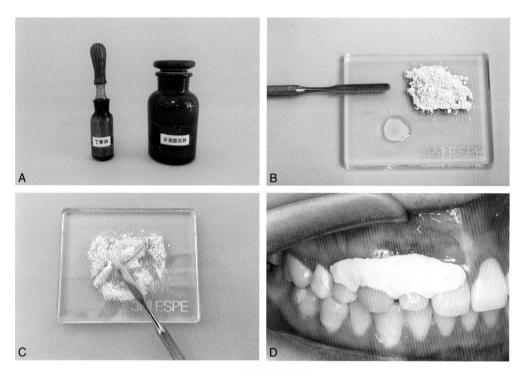

7-0-2　牙周塞治剂止血

A.塞治剂器械试剂准备　B.塞治剂准备调制　C.塞治剂调制完成　D.塞治剂压迫牙龈止血

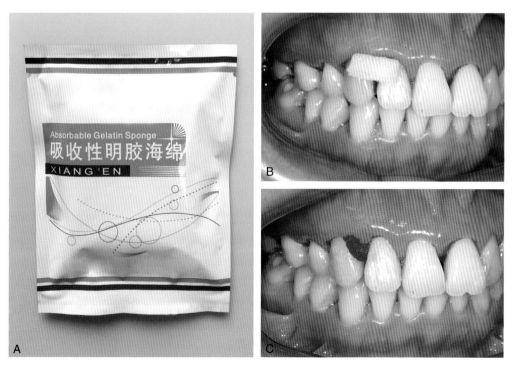

图 7-0-3　可吸收明胶海绵止血

A.可吸收明胶海绵　B.可吸收明胶海绵准备止血　C.可吸收明胶海绵止血后

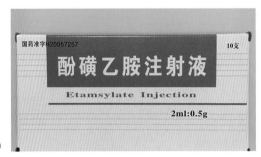

图 7-0-4　酚磺乙胺注射液（止血敏）

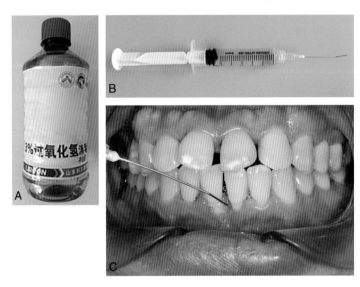

图 7-0-5　3% 过氧化氢液冲洗
A. 3% 过氧化氢液　B. 冲洗用的钝针头　C. 3% 过氧化氢液冲洗牙周袋

二、牙周脓肿

医师行洁治术或刮治术时动作粗暴，将牙石碎片及细菌推入牙周袋深部组织；或者深牙周袋内的牙石刮治不彻底，牙周袋浅层牙石被去除，而牙周袋深部牙石未完全去除，导致牙周袋袋口紧缩，袋底炎症向深部结缔组织扩散，而脓液无法向袋内排出时，可形成袋壁软组织内的脓肿（图 7-0-6）；单纯应用全身消炎收敛药物、未结合机械法清除菌斑、牙石，导致牙周袋口的牙龈反应性收缩，深牙周袋引流不畅，易形成牙周脓肿。这种牙周脓肿应与牙根纵裂、根管或髓室底侧穿、全身系统疾病（如糖尿病）等导致的牙周脓肿相鉴别。

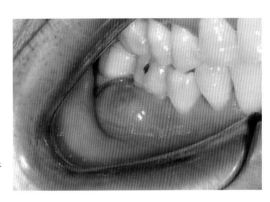

图 7-0-6　刮治术后出现的牙周脓肿

牙周脓肿的治疗原则是止痛、防止感染扩散以及使脓液引流。在脓肿初期脓液尚未形成前,可清除大块牙石,牙周袋内冲洗、上药,必要时可全身给予抗生素或支持疗法。当脓液形成、出现波动时,可根据脓肿的部位及表面黏膜的厚薄,选择从牙周袋内或牙龈表面引流。牙周袋内引流时可用尖探针从袋内壁刺入脓腔,牙龈表面引流应在表面麻醉下,用尖刀片切开脓肿达深部,使脓液充分引流。脓肿切开后用生理盐水彻底冲洗脓腔,局部应用抗菌防腐药物。切开引流后的数日内应嘱患者用 0.12% 氯己定液含漱。对于患牙有浮出感而咬合接触疼痛者,可调磨早接触点,避免咬合接触。

三、根面敏感和牙髓炎

龈下刮治术后导致的根面敏感(图 7-0-7)通常可持续 2 周~1 个月不等,敏感程度根据患者个体敏感性、刮治程度、根面牙骨质覆盖情况而不同。在去除局部刺激后,敏感症状通常能逐渐消失。

长期暴露在深牙周袋内的患牙,在已有慢性牙髓炎的情况下,龈下刮治术后可能出现急性症状,导致慢性牙髓炎急性发作。

根面敏感的患牙要避免摄入过冷过热的食物,使用温水刷牙漱口;可使用抗敏感牙膏控制敏感症状;症状明显、影响进食者可用氟化钠糊剂、氟化钠溶液局部涂布,或使用含氟矿化液含漱。另外,Nd:YAG 激光、Er:YAG 激光脱敏已广泛应用于临床(图 7-0-8),并具有良好的脱敏效果。

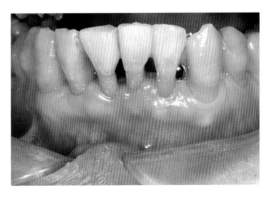

图 7-0-7　刮治术后出现的根面暴露

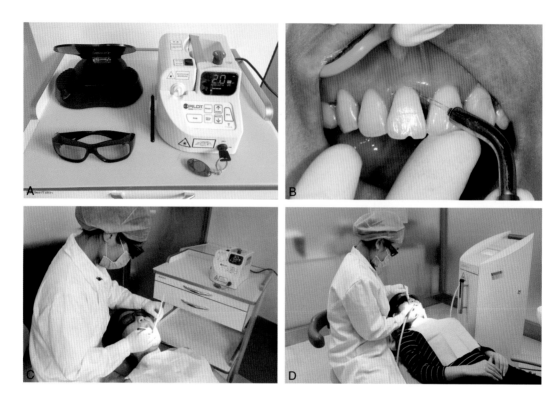

图 7-0-8　激光脱敏

A. 半导体激光治疗仪　B. 激光脱敏患牙(口内像)　C. 半导体激光脱敏患牙(口外像)　D. Nd:YAG 激光脱敏患牙(口外像)

四、牙齿松动

未经治疗的重度牙周炎患牙,被牙石连接在一起形成类似牙周夹板的作用,牙齿松动的问题被掩盖;治疗后牙石被去除,"夹板"作用消失,患者常主诉牙齿松动加剧。同时龈下刮治术的创伤造成牙周膜充血、水肿,使牙齿松动加重。牙周手术引起局部组织充血、水肿,也可出现术后患牙松动。这种松动多是暂时的。一般在术后几周之后水肿减轻,牙齿即恢复到原来的松动度。女性激素水平的变化可引起牙齿松动度改变,例如女性患者在月经期可出现轻度的牙齿松动。由于以上原因造成的牙齿松动度增加,一般不需做任何处理,但要注意维护好口腔卫生。牙周炎伴有咬合创伤时,可使松动度加大。常见的咬合创伤包括夜磨牙、紧咬牙、早接触及牙尖干扰等。明确有咬合创伤存在时,应及时进行调𬌗治疗。

五、发　热

刮治术后,口腔内细菌可以通过牙周袋内壁的溃疡面进入血液循环,形成一过性菌血症(一般不引起症状)。有风湿性心脏病或先天性心脏病病史的患者,菌血症易导致亚急性细菌性心内膜炎,进而加重原有心脏瓣膜的病变。这类患者确需行龈下刮治术者,建议术前 24 小时预防性应用抗生素,术中注意无菌、无痛操作,减少创伤,术后应用抗生素3~5 天。

糖尿病患者创口愈合缓慢,刮治术后易继发细菌感染。术前空腹血糖控制在7.8mmol/L以下,餐后血糖控制在10mmol/L以下时可考虑行龈下刮治术。术前24小时预防性应用抗生素,首剂加倍。接受胰岛素治疗的糖尿病患者,建议刮治术在早餐后1~2小时进行,首先使用氯己定含漱液含漱,刮治术分次分段分区进行。并注意预防术后感染。血糖控制不佳者,应暂缓行龈下刮治术,必要时在糖尿病专科医师指导下接受牙周治疗。

龈下刮治术后,偶可发生颞下颌关节脱位、口唇疱疹、牙龈软组织损伤等术后并发症,必要时须及时就诊,进一步给予治疗。

重点内容:龈下刮治术后并发症包括牙龈出血、牙周脓肿、根面敏感、牙齿松动、发热等。为了降低术后并发症的发生几率,牙周医师要做到:

1. 治疗前详细的询问患者系统性疾病史、女性生理周期、孕育史等。
2. 术前探明牙周袋的形态和深度、龈下牙石的量和部位。
3. 术中分区段按牙位逐个刮治,动作轻柔规范。
4. 术后轻压牙周袋壁使之贴附牙根面。
5. 术后即刻涂布脱敏剂于根面,减轻临床症状。

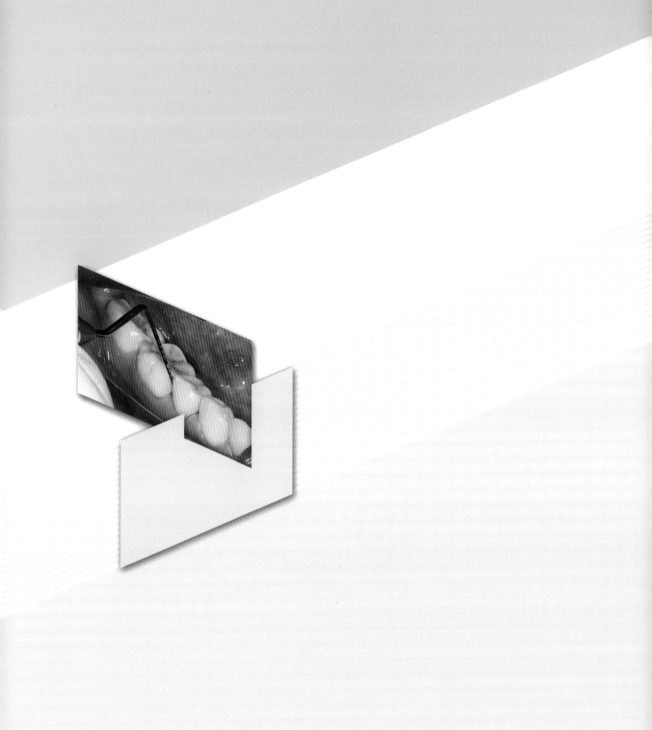

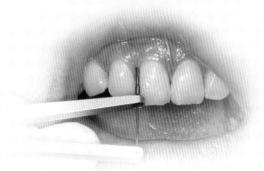

第八章

器 械 磨 砺

提要:本章主要介绍磨石分类,牙周刮治器械的磨砺准备,不同类型、不同型号刮治器的磨砺方法以及器械锋利度测试。器械磨砺是每位从事牙周病治疗的医师所必须掌握的基本技术。

临床上使用带有锋利刀刃的器械,可以提高精细触觉的灵敏度,更有效地去除牙石,减少术者疲劳,将患者的不适感降到最低。但是随着器械的反复使用,刀刃的刃口会逐渐变钝,使刀刃外形和原有设计有一定的偏差,影响治疗效果。临床上需要使用磨石磨砺器械使刀刃恢复原有形状,磨砺分为手工磨砺和机械磨砺。

第一节　手　工　磨　砺

一、磨石的分类和选择

磨石按材料可分为阿肯色磨石、陶瓷磨石、印度磨石。鉴于阿肯色磨石砂质较细腻,牙周器械的磨砺一般选用此磨石。一般先用较粗的砂石磨砺器械的大致外形,再用细砂进行器械刃部的精细调整。

磨石按形状可分为扁平磨石、楔形磨石、圆锥形磨石和圆柱形磨石(图 8-1-1)。扁平磨石可以是阿肯色磨石、陶瓷磨石和印度磨石;楔形磨石多为阿肯色磨石和印度磨石;圆锥形磨石和圆柱形磨石用于磨去磨砺后产生挂丝的刃边缘,多为阿肯色磨石或陶瓷磨石。如果正用于治疗的器械,应选用消毒磨石。

二、磨　砺　方　法

1. 磨砺前的准备见图 8-1-2~ 图 8-1-4 所示。
2. 通用型刮治器的磨砺见图 8-1-5 所示。
3. Gracey 刮治器的磨砺见图 8-1-6~ 图 8-1-9 所示。
(1) Gracey5/6 号刮治器的磨砺见图 8-1-6 所示。
(2) Gracey 7/8 号刮治器的磨砺见图 8-1-7 所示。
(3) Gracey11/12 号刮治器的磨砺见图 8-1-8 所示。
(4) Gracey13/14 号刮治器的磨砺见图 8-1-9 所示。

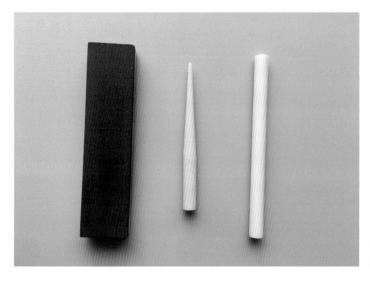

图 8-1-1　磨石种类
从左至右分别为扁平磨石、圆锥形磨石、圆柱形磨石

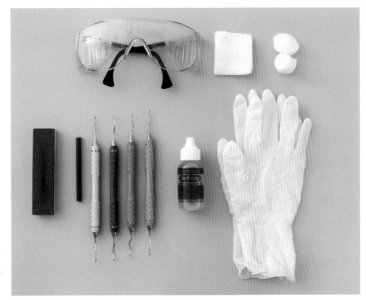

图 8-1-2 器械准备
护目镜、手套、纱布、棉球、专用
硬质树脂棒,水或润滑油、待磨
器械、磨石

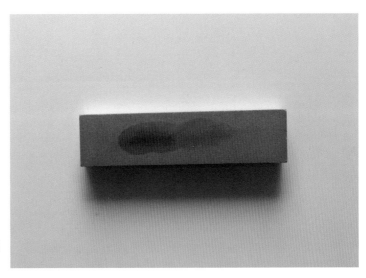

图 8-1-3 磨石润滑
阿肯色磨石和印度磨石用专用
润滑油润滑,陶瓷磨石用水润滑

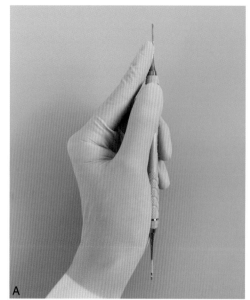
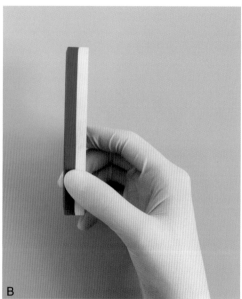
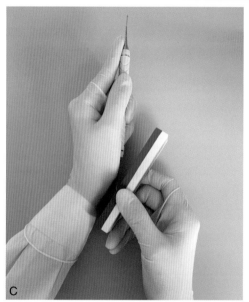

图 8-1-4 器械握持姿势

A. 左手掌握式握持器械,拇指及示指支撑器械颈部　B. 右手垂直握于磨石下部,拇指朝向术者,其余四指背离术者　C. 左手在上、右手在下,将要磨砺的器械刃缘斜面与磨石紧密贴合

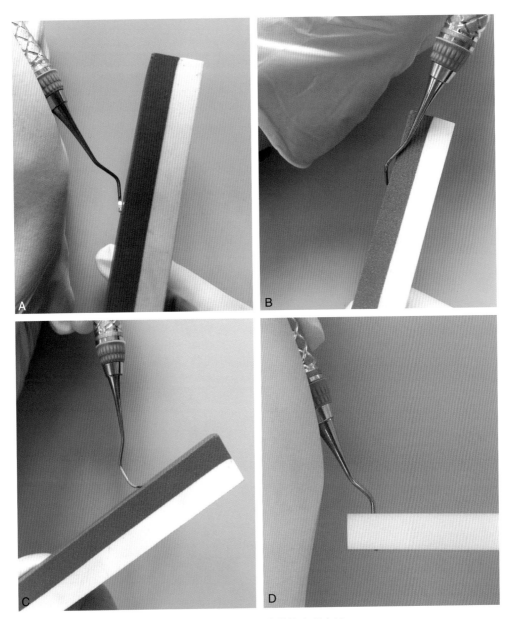

图 8-1-5　通用刮治器的磨砺方法

A. 刮治器的工作面向上与地面平行,需磨砺的刃部朝下,尖部朝向术者,器械下干对准 12 点钟方向,磨石平面对准 12 点钟方向,然后倾斜至不到 1 点钟方向,紧贴器械侧面,上下方向移动磨石,从刀刃近干端 1/3 开始,移向中部 1/3,最后达尖端 1/3　B. 磨砺另一侧工作刃时,旋转器械尖部背向术者,其他操作与图 A 相同　C. 磨砺器械尖部时,旋转器械使顶点对准 3 点钟方向,磨石对准 3 点钟方向,向上倾斜到 2 点钟方向,上下移动磨石,绕磨尖端,以保证尖端圆角形状　D. 磨砺器械工作面时,将器械下干对准 12 点钟方向,将圆锥形或圆柱形磨石放在器械工作面上,磨石为 3 点至 9 点钟方向,沿着工作面自根部向尖部旋转磨石

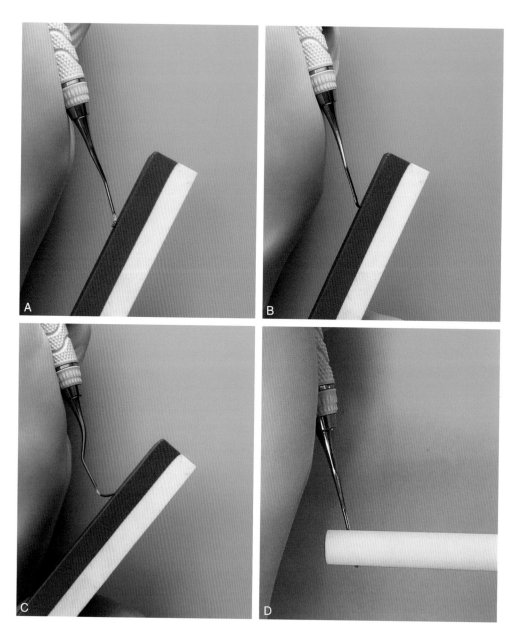

图 8-1-6　Gracey 5/6 号刮治器的磨砺方法

A. 5 号器械尖部朝向术者,器械下干对准 11 点钟方向,磨石平面对准 12 点钟方向,然后倾斜至不到 1 点钟方向,紧贴器械侧面,上下方向移动磨石,从刀叶近干端 1/3 开始,移向中部 1/3,最后达尖端 1/3　B. 磨砺 6 号工作刃时,旋转器械尖部背向术者,其他操作与磨砺 5 号工作刃相同
C. 磨砺器械尖部时,旋转器械使尖端对准 3 点钟方向,磨石对准 3 点钟方向,向上倾斜到 2 点钟方向,上下移动磨石,绕磨尖端,以保证尖端圆角形状　D. 磨砺器械工作面时,将单号器械下干对准 11 点钟方向,双号器械下干对准 1 点钟方向,将圆锥形或圆柱形磨石放在器械工作面上,磨石为 3 点至 9 点钟方向,沿着工作面自根部向尖部旋转磨石(以 5 号为例)

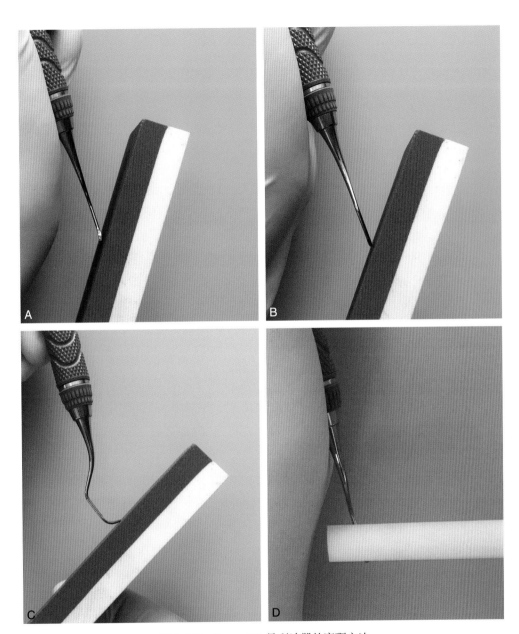

图 8-1-7　Gracey 7/8 号刮治器的磨砺方法

A. 7 号器械尖部朝向术者,器械下干对准 11 点钟方向,磨石平面对准 12 点钟方向,然后倾斜至不到 1 点钟方向,紧贴器械侧面,上下方向移动磨石　B. 磨砺 8 号工作刃时,旋转器械尖部背向术者,其他操作与磨砺 7 号工作刃相同　C. 磨砺器械尖部时,旋转器械使顶点对准 3 点钟方向,磨石对准 3 点钟方向,向上倾斜到 2 点钟方向,上下移动磨石,绕磨尖端,以保证尖端圆角形状　D. 磨砺器械工作面时,将单号器械下干对准 11 点钟方向,双号器械下干对准 1 点钟方向,将圆锥形或圆柱形磨石放在器械工作面上,磨石为 3 点至 9 点钟方向,沿着工作面自根部向尖部旋转磨石(以 7 号为例)

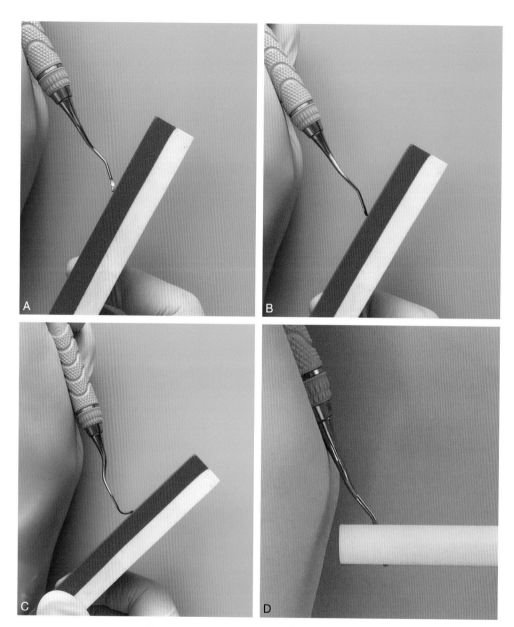

图 8-1-8　Gracey 11/12 号刮治器的磨砺方法

A. 11 号器械尖部朝向术者,器械下干对准 11 点钟方向,磨石平面对准 12 点钟方向,然后倾斜至不到 1 点钟方向,紧贴器械侧面,上下方向移动磨石　B. 磨砺 12 号工作刃时,旋转器械尖部背向术者,其他操作与磨砺 11 号工作刃相同　C. 磨砺器械尖部时,旋转器械使顶点对准 3 点钟方向,磨石对准 3 点钟方向,向上倾斜到 2 点钟方向,上下移动磨石,绕磨尖端,以保证尖端圆角形状　D. 磨砺器械工作面时,将单号器械下干对准 11 点钟方向,双号器械下干对准 1 点钟方向,将圆锥形或圆柱形磨石放在器械工作面上,磨石为 3 点至 9 点钟方向,沿着工作面自根部向尖部旋转磨石(以 11 号为例)

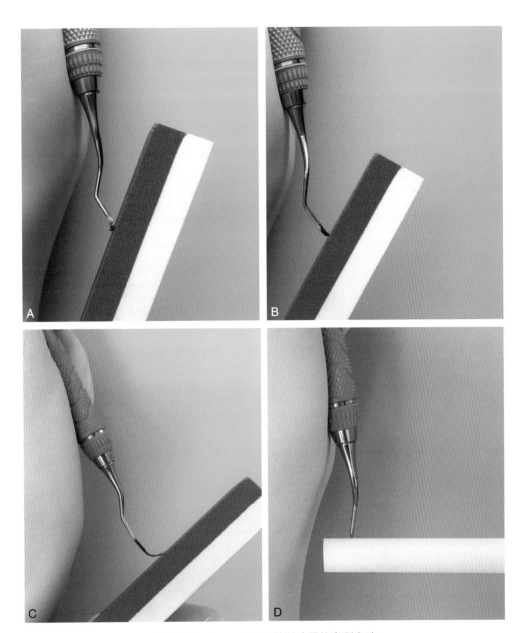

图 8-1-9 Gracey 13/14 号刮治器的磨砺方法

A. 13 号器械尖部朝向术者,器械下干对准 11 点钟方向,磨石平面对准 12 点钟方向,然后倾斜至不到 1 点钟方向,紧贴器械侧面,上下方向移动磨石 B. 磨砺 14 号工作刃时,旋转器械尖部背向术者,其他操作与磨砺 13 号工作刃相同 C. 磨砺器械尖部时,旋转器械使顶点对准 3 点钟方向,磨石对准 3 点钟方向,向上倾斜到 2 点钟方向,上下移动磨石,绕磨尖端,以保证尖端圆角形状 D. 磨砺器械工作面时,将单号器械下干对准 11 点钟方向,双号器械下干对准 1 点钟方向,将圆锥形或圆柱形磨石放在器械工作面上,磨石为 3 点至 9 点钟方向,沿着工作面自根部向尖部旋转磨石(以 13 号为例)

第二节 机 械 磨 砺

机械磨砺是为了保持洁治器和刮治器的持续锋利,而不是使钝的器械重新锋利。

一、机械磨石的组成

机械磨石由定位板螺孔、定位板、磨石(图 8-2-1A)、开关、电池隔板(图 8-2-1B)组成。定位板(图 8-2-2)包括:定位板螺旋槽、Gracey 刮治器引导通道(G)、镰刀型洁治器 / 通用型刮治器引导通道(S/U)和刮治器尖部引导孔(只用于刮治器);每个引导通道与器械有两个接触面,分为垂直靠背和下干引导斜面。

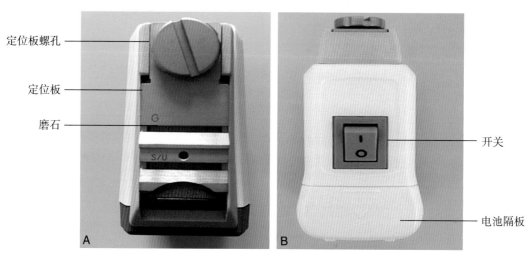

定位板螺孔
定位板
磨石
开关
电池隔板

图 8-2-1 机械磨石的组成

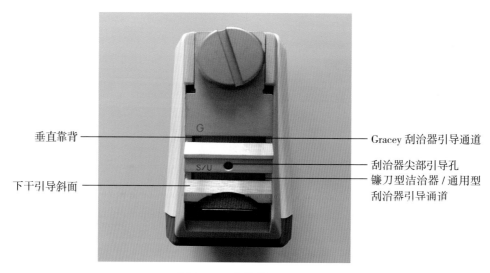

垂直靠背
下干引导斜面
Gracey 刮治器引导通道
刮治器尖部引导孔
镰刀型洁治器 / 通用型刮治器引导通道

图 8-2-2 定位板

二、器械磨砺

1. 通用型刮治器的器械磨砺见图 8-2-3 所示。
2. Gracey 刮治器的器械磨砺见图 8-2-4 所示。

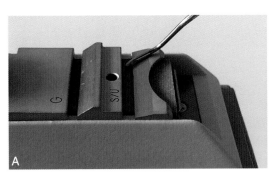
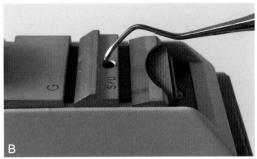

图 8-2-3 通用型刮治器的器械磨砺方法

A. 将工作端背部中央抵在 S/U 引导通道的垂直靠背上并保持接触,下干倚靠在引导斜面上,轻轻震动工作端,保证工作刃根部、中央和尖部与磨石充分接触以保持工作刃原来的形状,打开开关,使用轻微的压力使磨石沿着工作刃来回移动直至器械锋利。工作端的另一侧工作刃重复这一过程 B. 磨砺尖端时,将通用型刮治器的尖端放置在尖部引导面上,工作端背部抵在环形小洞边缘上,打开开关使磨石从一边至另一边移动 2~3 次

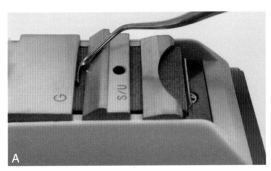
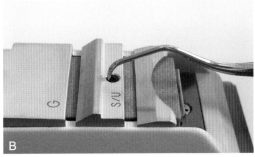

图 8-2-4 Gracey 刮治器的器械磨砺方法

A. 将工作端背部中央抵在 G 引导通道的垂直靠背上并保持接触,下干搭在下干引导斜面上,打开开关,使用轻微的压力使磨石沿着工作刃来回移动直至器械锋利 B. 磨砺尖端时将 Gracey 刮治器的尖端放置在尖部引导面上,工作端背部抵在环形小洞边缘上,打开开关使磨石从一边至另一边移动 2~3 次

第三节　锋利度测试

一、专用硬质树脂棒法

专用硬质树脂棒法测试器械锋利度见图 8-3-1 所示。左手握持测试棒,朝向 12 点钟方向,露出头部 2cm,右手改良握笔式握持器械,从后部绕过测试棒,尖部朝向术者,器械以临床刮治时的角度靠在测试棒的左侧(通用型刮治器下干朝向 1 点,Gracey 刮治器下干朝向 12 点),将器械工作刃压向测试棒,逐段测试整个工作刃。锋利的工作刃能够勾住或刺入测试棒,边角刮除后会产生金属摩擦音,切勿刮削测试棒。测试对侧工作刃时将器械尖部背向术者,下干位于测试棒前方,重复上述动作。

二、目　视　法

目视法测试器械锋利度见图 8-3-2 所示。

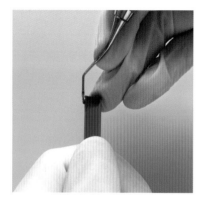

图 8-3-1　专用硬质树脂棒法

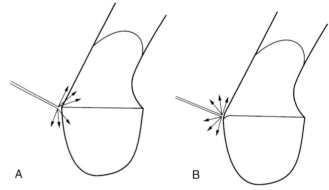

图 8-3-2　目视法
A. 旋转器械将工作刃对准光源,工作刃锋利可见一条刃口线
B. 工作刃变钝可见工作刃反射白光

三、指　感　法

指感法测试器械锋利度见图 8-3-3 所示。用拇指检查工作刃是否锋利,如锋利则有工作刃似可划入皮内的感觉,工作刃变钝则有光滑感。

四、指　甲　法

指甲法测试器械锋利度见图 8-3-4 所示。用工作刃在拇指指甲上轻划,如器械锋利,则容易从指甲上留下一片划痕。

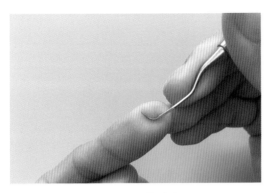
图 8-3-3　指感法

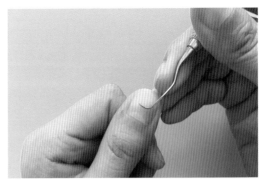
图 8-3-4　指甲法

当器械磨砺过细,失去原有刃的外形(图 8-3-5A),或器械折断(图 8-3-5B)时应停止使用该器械。

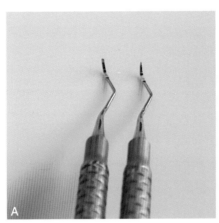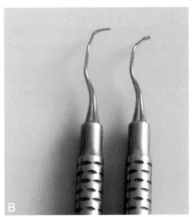

图 8-3-5　正常器械与报废器械对比
A.正常器械与磨砺过细器械的对比　B.正常器械与磨断器械的对比

重点内容：1. 器械磨砺的角度和方法。
　　　　　2. 器械锋利度测试的方法。

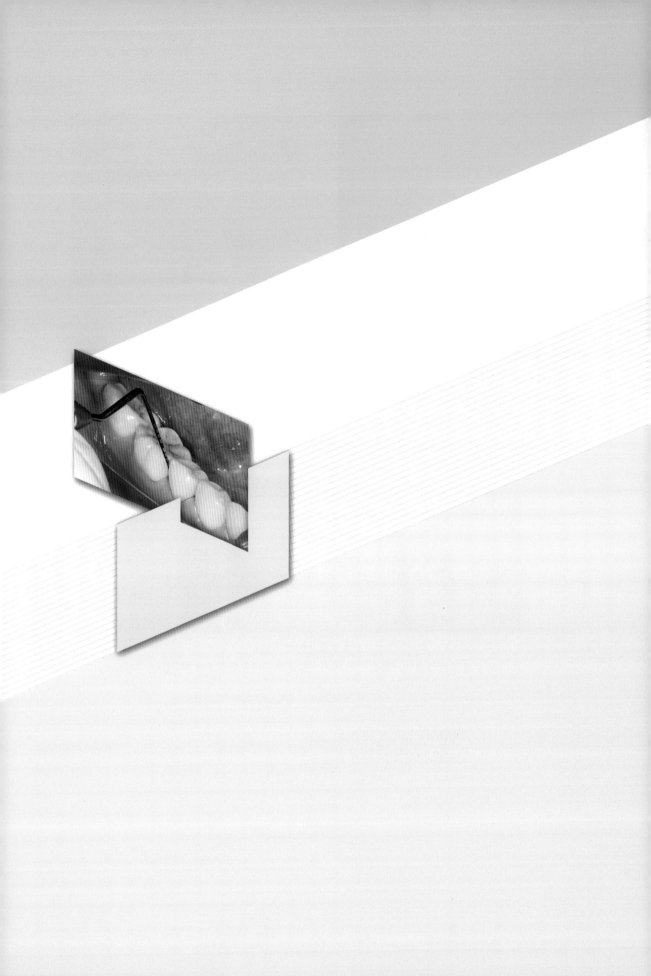

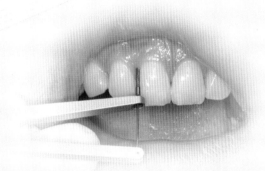

第九章

院感控制

提要: 牙周刮治术是侵入性操作,操作多在有菌的口腔环境内进行,并常伴随大量飞沫,在诊疗过程中发生交叉感染的潜在危险性已日趋突出。口腔科医护人员应采取适当措施,预防医院内部感染传播。

口腔医院感染控制措施包括:诊室环境清洁与消毒;治疗椅表面清洁与消毒;水路处理;个人防护和手卫生;控制喷溅和气溶胶。

作为临床医护人员,院感控制重点是个人防护及工作区域的表面清洁和消毒。

一、诊室环境清洁与消毒

诊室尽量通风,以自然净化空气,减少空气中细菌含量,每天开诊前及诊疗结束后进行开窗通风,每次 0.5~1.0 小时。按照《医院空气净化管理规范》的要求,临床诊室可安装紫外线灯做空气消毒(图 9-0-1),使消毒后空气中细菌菌落总数≤4CFU/(5min·直径 9cm 平皿)。在室内无人条件下,采用紫外线灯悬吊式或移动式直接照射消毒。安装紫外线消毒灯的数量为平均每立方米不少于 1.5W,照射时间不少于 30 分钟,并有监测记录,消毒记录包括:①每天消毒时间;②紫外线灯开的时间;③消毒人员。每周用紫外线检测试纸对紫外线灯管的强度进行检测,对检测不合格的灯管要及时更换,每月进行一次空气培养(图 9-0-2);每半年对紫外线照射强度进行检测。

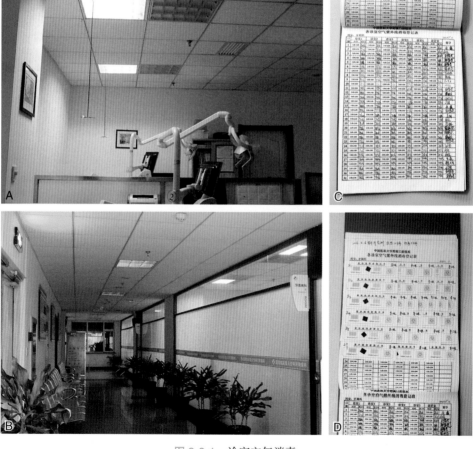

图 9-0-1 诊室空气消毒

A. 诊室内空气紫外线消毒　B. 紫外线消毒诊室外走廊　C. 紫外线消毒登记表　D. 紫外线强度与消毒效果指示卡

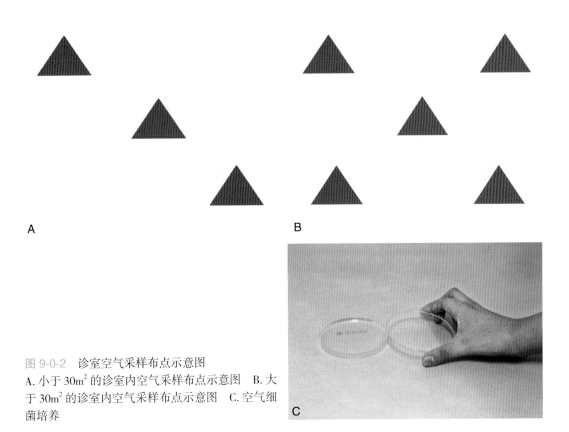

图 9-0-2　诊室空气采样布点示意图
A. 小于 30m² 的诊室内空气采样布点示意图　B. 大于 30m² 的诊室内空气采样布点示意图　C. 空气细菌培养

二、表面清洁与消毒

诊疗区布局合理,诊疗区和器械清洗、消毒区域分开。治疗台面、物品存放区应保证物品由清洁区向污染区单向流动(图 9-0-3)。避免污染,尽量减少放置在治疗椅、工作台面的物品数量。诊室综合治疗椅表面、工作台面、无影灯扶手、门把手、窗台地面,每日工作前用清水擦拭;工作结束后使用 0.50%~0.55% 醋酸氯己定液擦拭物体表面。对于容易污染、难以消毒的器械或设备表面,如灯柄、椅位开关控制面板及扶手、头托、气水枪手柄、超声工作手柄等,使用一次性隔离屏障材料进行覆盖(图 9-0-4)。因口腔科操作造成气雾喷溅污染的表面,或医务人员手接触的表面,使用屏障膜进行保护,屏障膜一患者一更换。对于未使用屏障膜保护的表面,每治疗一个患者后,使用 0.50%~0.55% 醋酸氯己定液进行清洁和表面消毒(图 9-0-5)。

三、水路处理

牙周治疗水质应符合饮用水标准。为了避免患者口腔内的微生物,通过唾液、龈沟液或者血液被回吸到水管内,每日诊疗工作开始前清水冲洗管路 2~3 分钟;每次治疗结束后放空超声管道内的存留水(图 9-0-6),保持 10 秒;每日治疗结束后用 500mg/L 三氯异氰尿酸消毒片溶液冲洗管路(图 9-0-7)。

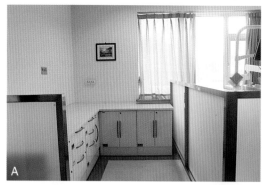
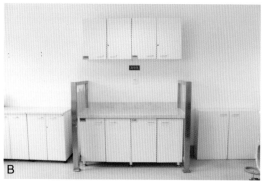
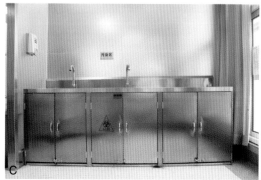

图 9-0-3 诊疗区布局合理
A.清洁区 B.清洁区 C.污染区

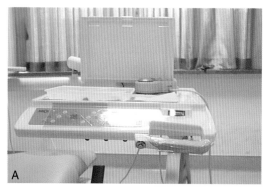
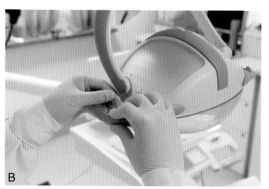
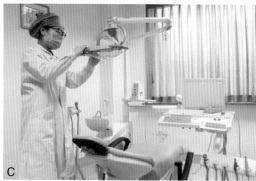

图 9-0-4 刮治前使用一次性屏障膜覆盖
A.操作台及手柄 B.照明灯手柄 C.全景观

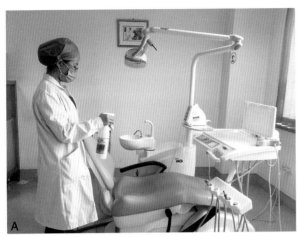
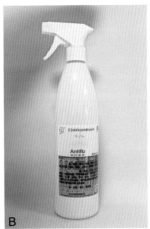

图 9-0-5 诊疗台消毒
A. 治疗椅及工作台表面消毒 B. 表面消毒用的 0.50%~0.55% 醋酸氯己定液

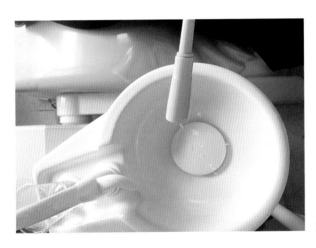

图 9-0-6 每次治疗结束后放空超声管道内的存留水

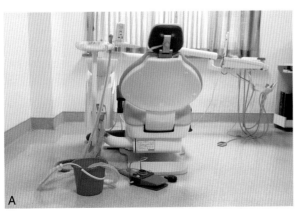
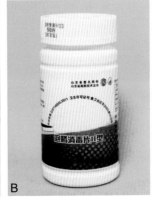

图 9-0-7 冲洗管路
A. 每日治疗结束后用消毒溶液冲洗管路 B. 500mg/L 三氯异氰尿酸消毒片

四、个人防护和手卫生

使用个人防护装置(手套、口罩、隔离衣、面罩或者眼罩)(图 9-0-8),保护皮肤、黏膜免受喷雾或飞沫中感染性物质污染,离开工作区后应脱去。佩戴口罩前必须清洁双手,戴上口罩时,要注意口罩紧贴面部,口罩有颜色的一面向外,应完全覆盖口鼻和下颌下,藏有铁丝的一面要固定在鼻梁上,以防止漏气。必须使用防护镜、防护面罩,因血液、唾液溅入眼中的发生率较高。手卫生是最重要的预防疾病传播的措施,严格遵守六步洗手法(图 9-0-9)。要求洗手后手持式 ATP 荧光检测仪检测细菌菌落数少于 $10cfu/cm^2$(图 9-0-10)。手进行清洁卫生的时机:①接触患者前;②无菌操作前;③接触体液后;④接触患者后;⑤接触患者周围环境后。皮肤有破损时,建议戴两层手套;脱去手套后要立即洗手或进行手消毒;手套破损应及时更换;戴手套不能代替洗手。龈下刮治术及其他口腔外科操作前应使用乙醇消毒凝胶进行手消毒(图 9-0-11)。医护人员建议预防接种乙肝疫苗。进入患者口内的所有诊疗器械要求一人一用一消毒或灭菌。龈下刮治术使用的一次性器械包括治疗盘、吸唾管、口杯、注射器及 STA 无痛麻醉仪手柄、针头;高温高压(134℃)消毒的器械包括:超声工作手柄及钥匙、工作尖及 Gracey 刮治器(图 9-0-12)。

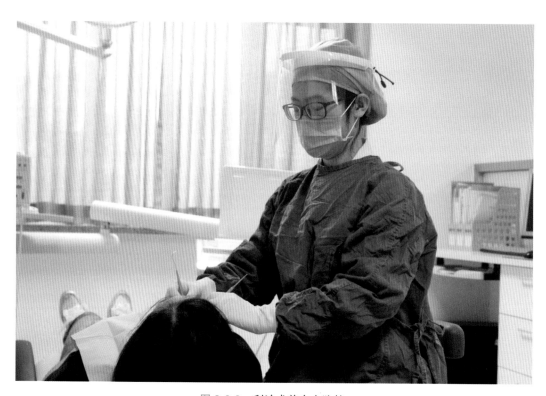

图 9-0-8　刮治术前个人防护

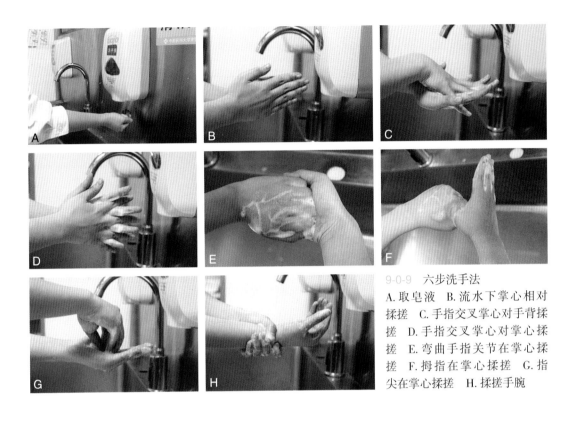

9-0-9　六步洗手法
A.取皂液　B.流水下掌心相对揉搓　C.手指交叉掌心对手背揉搓　D.手指交叉掌心对掌心揉搓　E.弯曲手指关节在掌心揉搓　F.拇指在掌心揉搓　G.指尖在掌心揉搓　H.揉搓手腕

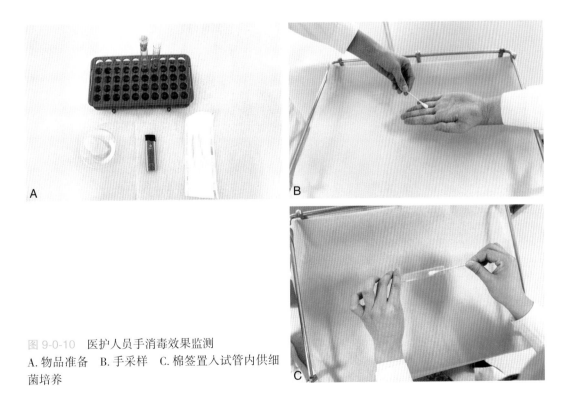

图 9-0-10　医护人员手消毒效果监测
A.物品准备　B.手采样　C.棉签置入试管内供细菌培养

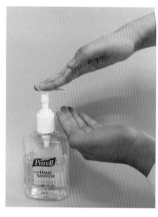

图 9-0-11   刮治术前使用乙醇消毒凝胶进行手消毒

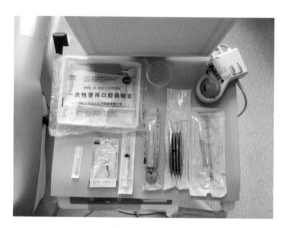

图 9-0-12   龈下刮治术的器械准备

五、控制喷溅和气溶胶

治疗过程中应严格控制喷溅和气溶胶。超声洁治术、刮治术前用复方氯己定液或3%过氧化氢液含漱1分钟(图 9-0-13),治疗过程中用强力吸唾器吸引,以减少气溶胶及喷溅中的细菌量,减少细菌经血液、唾液、气雾播散的机会。

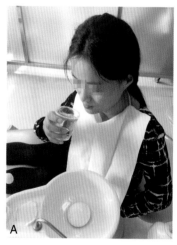
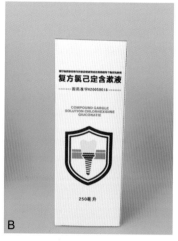

9-0-13   刮治术前含漱预防气溶胶
A. 刮治术前含漱   B. 复方氯己定含漱液

重点内容:牙周刮治术带有创伤性,且在有菌的口腔环境内进行操作,诊疗过程中医护人员应注意预防感染传播,注重职业防护,诊疗室、治疗台进行清洁与表面消毒,适当水路处理,控制喷溅污染,正确处理废物。

参考文献

1. 孟焕新. 牙周病学. 第4版. 北京: 人民卫生出版社, 2012, 245.

2. Pepelassi E, Rahiotis C, Peponi E, et al. Effectiveness of an in-office arginine-calcium carbonate paste on dentine hypersensitivity in periodontitis patients: a double-blind, randomized controlled trial. Journal of Clinical Periodontology, 2015, 42 (1): 37-45.

3. Draenert ME, Jakob M, Kunzelmann KH, et al. The prevalence of tooth hypersensitivity following periodontal therapy with special reference to root scaling. A systematic review of the literature. American Journal of Dentistry, 2013, 26 (1): 21-27.

4. Da CL, Amaral CD, Barbirato DD, et al. Chlorhexidine mouthwash as an adjunct to mechanical therapy in chronic periodontitis: A meta-analysis. Journal of the American Dental Association, 2017, 148 (5): 308-318.

5. Zohaib Akram, Tariq Abduljabbar, Sergio Varela Kellesarian, et al. Efficacy of bisphosphonate as an adjunct to nonsurgical periodontal therapy in the management of periodontal disease: a systematic review. British Journal of Clinical Pharmacology, 2017, 83 (3): 444-454.

6. Zavarella MM, Gbemi O, Walters JD. Accumulation of Non-steroidal Anti-inflammatory Drugs by Gingival Fibroblasts. Journal of Dental Research, 2006, 85 (5): 452-456.

7. Jill S Nield-Gehring. 牙周刮治基础与高级根面刮治(第6版). 万鹏, 董潇潇, 译. 辽宁: 辽宁科学技术出版社, 2012.

8. Claffey N, Polyzois I, Ziaka P. An overview of nonsurgical and surgical

therapy.Periodontol,2000,36 :35.

9. American Academy of Periodontology. Treatment of plaque-induced gingivitis,chronic periodontitis and other clinical conditions.Journal of Periodontology,2001,72(12):1790-1800.

10. Petersilka G,Faggion CM,Stratmann U,et al.Effect of glycine powder air-polishing on the gingiva.Journal of Clinical Periodontology,2008, 35(4):324-332.

11. Petersilka GJ.Subgingival air-polishing in the treatment of periodontal biofilm infections.Periodontology,2000,55(1):124-142.

12. San Giorgi MD,Renggli HH.Sharpening of periodontal instruments. Nederlands Tijdschrift Voor Tandheelkunde,1990,97(4):183-188.

13. Angel M. Sharpening periodontal instruments. Journal of Veterinary Dentistry,2014,31(1):58.

14. 孙卫斌. 牙周基础治疗技术. 江苏:江苏科学技术出版社,2007, 114-129.

15. Newman MG,Takei HH,Klokkevold PR,et al. Carranza's Clinical Periodontology. 11th ed. St Louis:Elsevier Saunders,2012,803-849.

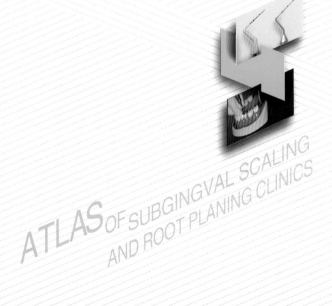

ATLAS OF SUBGINGVAL SCALING
AND ROOT PLANING CLINICS

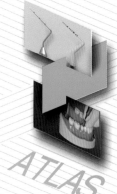

ATLAS OF SUBGINGVAL SCALING
AND ROOT PLANING CLINICS

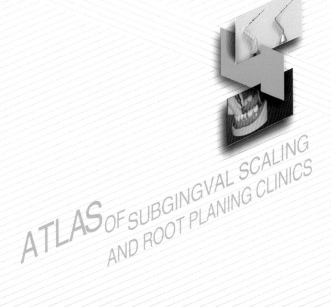

ATLAS OF SUBGINGVAL SCALING AND ROOT PLANING CLINICS